認知療法 2006

―第 5 回日本認知療法学会から―

貝谷久宣 編

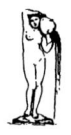

星 和 書 店

Seiwa Shoten Publishers

2-5 Kamitakaido 1-Chome
Suginamiku Tokyo 168-0074, Japan

まえがき

　第5回日本認知療法学会を名古屋で無事終了することができました。会長を引き受けた本書の編集者は認知療法の専門家ではありません。しかし，認知療法を必要とする臨床場面で日々の診療活動をしており，認知療法の重要性と意義を深く認識しています。第5回日本認知療法学会では「科学としての認知療法」をテーマに掲げました。もっとも当然至極のことをテーマに掲げたのは，精神療法の中ではまだまだ科学性に乏しい自己満足的な方法論が跋扈しているからです。

　認知療法の効果を対照試験などにより客観的に検証することはもちろん，また，認知療法により脳内にどのような変化が引き起こされ，そしてどのような機序で効果が発現したかを吟味する作業も重要な科学的作業です。このような意味でこの学会のシンポジウム「画像診断と認知療法」は大変意義深いものであったと考えます。その内容は世界をリードするものでありました。その対極にあったのが中野東禅師による特別講演「日本の認知療法の源流－仏教における説教」であったでしょう。日本人の心には無意識的に仏教的な考え方が根づいていることが多いと思われます。古来から，巷で行なわれる説教は私達の行動を律し，無意識的に人間関係の調整に貢献してきたと考えられます。認知療法がこのようなことにもう一度目を向ける価値があると思われましたので異分野の中野師にお願いした次第です。

　会長講演はパニック障害にしばしば合併するうつ病について演者の経験を基にした話が展開されました。「パニック性不安うつ病」と診断されなくともここで問題にしたような事例は現代社会では増加の傾向にあると思われます。このような事例に対しての1つのとらえ方，アプローチの仕方として理解していただけたら幸いです。社会不安障害についてのシンポジウムは大野裕理事長の命により毎回連続して開催しているものです。毎年，シンポジストが変わり3年で社会不安障害の問題がほぼ出揃うものと期待されます。トピックスと教育講演は21世紀の認知行動療法のあり方を示唆するものとして有益な内容であったと思われます。これらの特別講演やシンポジウム以外に一般講演でも臨床に直結した有益な問題が多々報告され，第5回日本認知療

法学会の大きな成果として残りました。

　過去5回の日本認知療法学会でプロシィーディングを出すのは本書が初めてであります。本書が多くの人々に認知療法に興味を持つきっかけとなり，認知療法発展の一里塚となることを願って刊行いたします。

　　　　　　　　　　　平成18年丙戌　長月　吉日　蓼科　三井の森にて
　　　　　　　　　　　第5回日本認知療法学会会長　貝谷久宣

目次

はじめに　貝谷久宣 …………………………………………… iii

I. 第5回日本認知療法学会：会長講演

「パニック性不安うつ病の臨床と認知療法」………………… 3
　貝谷久宣

II. 第5回日本認知療法学会：特別講演

「日本の認知療法の源流－仏教における説教」………………29
　中野東禅

III. シンポジウム「認知療法の中枢神経系基盤
　　（あるいは生物学的基盤）：神経画像の知見を中心に」

「BIO-PSYCHO-SOCIAL MODEL としての認知療法」……………43
　尾崎紀夫

「統合失調症における非薬理学的介入の効果の脳基盤」…………53
　笠井清登

「PTSD の脳神経基盤と認知療法の効果発現」…………………59
　山末英典，笠井清登，加藤進昌

「パニック障害の認知行動療法の機能的脳画像解析研究」 ………75
熊野宏昭

「うつ病の認知と脳科学」 ……………………………………89
岡本泰昌，木下亜紀子，松永美希，上田一貴，鈴木伸一，山脇成人

「OCDに対する行動療法の神経科学的基盤」 ……………………103
中尾智博

執筆者一覧 ……………………………………………………116

I

第 5 回日本認知療法学会
：会長講演

「パニック性不安うつ病の臨床と認知療法」

貝谷久宣*

　今日，このような席で「パニック性不安うつ病」について話させていただけることを大変うれしく思います。このテーマは，切池信夫教授が会長をされた第2回日本認知療法学会のランチョン・セミナーでもお話しいたしました。それから，3年経ち多少とも新しい知見を得ることが出来ましたので，そのようなデータを添えて今日はお話しすることができると思います。私は，本来，認知療法家ではありません。患者さんには臨床精神薬理学者として診察していると申しております。しかし，精神療法なしでは治療がうまくいくはずがありません。今日のお話の大半は臨床的なことですが，最後に，井上和臣先生からお借りしたスライドなどを交えて認知療法の話をしたいと思います。

　「パニック性不安うつ病」というのは私の造語です。小生には，歳をとってにわかに統合失調症のように Wortneubildung（造語症）が出てまいりました。それは，多くの患者を実際に診ていると，従来の DSM の診断基準の枠のなかだけでは臨床症状をしっかり見ることが出来ないということです。診断基準を充たさない不十分な症状も多いですし，いろいろな症状が合併することもしばしばですし，さらに，経過によって病像がどんどん変わっていくということです。ですから，昔の精神医学がやっていたようにひとつの症状群のごとくまとめて記載することが必要ではないかと考えます。

　パニック障害にうつ病が合併した論文は山ほどあります。Comorbidity という言葉自体がこの2つの障害の合併を示すために作られたような気配さ

*医療法人和楽会

表1 Frequency of MD in PD

Reporters	N	Major Depressive Episode	%
Clancy et al	112	Secondary	44
Bowen and Kohout	55	Primary	91
Dealy et al	38	Secondary	53
Raskin et al	17	Primary	82
		Secondary	6
Barlow et al	17		35
Breier et al	60	Primary	33
		Secondary	46
Uhde et al	38	Primary	5
		Secondary	18
Buller et al	97	Primary	27
		Secondary	38
Lesser et al	480	Secondary	30
Stein et al	63	Primary	33
		Secondary	38
Takeuchi (1993)			28.6
Kaiya (1994)			22

Lydiard RB：J Clin Psychiatry 1991；51＜6, suppl＞：48-54 (modification)

えあります。しかし，この合併したときの病像を詳しく記載した論文はほとんど目にしません。

　もうひとつは，患者は自分の都合の良いことばかり話し，なかなか本当のことを言いません。しかし，そういう症状に周囲のものはこまっています。私がもっぱらパニック障害を診るようになってから数年してはじめて気がついたことがいくつかあります。統計的処理の研究だけでは充分に患者を診て治療する資料とならないということです。患者の全体像とその流れを理解することがよりよき治療に結びつくと思います。では，最初のスライドをお願いいたします。

　これはパニック障害に大うつ病が合併する頻度に関する研究結果をまとめたものです。このように横断面で見ますと，パニック障害の30％前後に「大うつ病」が合併することがわかります（表1）。

　「大うつ病」の診断基準に，〈ほとんど1日中，ほとんど毎日の，すべて，

表2　Comorbidity of Panic with Mood Disorders

	Panic disorder		Panic attacks	
	% overlap	Odds ratio	% overlap	Odds ratio
Bipolar disorder	25.6	3.0*	15.3	1.5
Major depression	37.2	2.1*	34.1	1.9
Recurrent Brief depression	46.5	3.4*	47.1	4.0*
Minor depression	4.7	0.5	8.2	0.9
Dysthymia	23.3	9.5*	7.1	1.7*

Significantly elevated relative risk：*p＜0.05

Angst J, et al：Eur Arch Psychiatr Neurol Sci 1984；234：120

またはほとんどすべての活動における興味，喜びの著しい減退〉という項目がありますが，パニック障害ではこれを充たす患者は極度に少ない。大部分の患者は，夕方か夜だけとか，1週間に数日とかで，さらにほとんどの活動に興味を失うことは少ない。興味のあることに対しては，気分は正常かそれ以上になります。スライドの中の「Recurrent Brief Depression（再発性短期うつ病）」は46.5％です。そのほかの大うつ病以外のものをあわせるとパニック障害の半数以上は何らかのうつ病またはうつ状態にあることがわかります。要するにパニック障害とうつ病はほとんどひとつの病気であるといっても過言ではないわけです（表2）。

　近年ハーバード大学を中心とする研究者がまとめた報告は—Harvard/Brown Anxiety Research Project—，大うつ病を伴うパニック障害は伴わないときに比べて，人格障害の合併が多い，入院歴が多い，経済的・教育的状況はよくない，社会的活動の障害度が高い，QOLが低い，自殺企図が多いと述べています。自殺に関しては，企図率は高いですが，既遂率は高くないことが最近の研究により明らかにされています。要するに，パニック障害患者は〈死にたい〉は少なく，〈苦しみを理解して欲しい，助けて欲しい〉人が多いということです。

　次に「不安うつ病」という言葉について少し説明いたします。歴史的にはうつ病の診断を受けた患者のうち不安症状が強い状態に与えた言葉です（表3）。近年では不安障害に伴ううつ病を不安うつ病と呼ぶ研究者がいます（表4）。

表3　不安うつ病　Anxious depression (1)

不安症状を主兆候とするうつ病
　　Overall JE et al, 1966：BPRSの因子分析
　　　　　　　　　　　抑うつ気分，不安，緊張，身体愁訴が強い
　　　　　　　　　　　イミプラミン (−)，チオリダジン (+)
　　Paykel ES, 1971, 1972：Hamiltonうつ病尺度クラスター分析
　　　　　　　　　　　不安，疲労，強迫症状，離人症が強く抑うつは中等度
　　Schapira K et al, 1972：不安の混在するうつ病は予後不良

表4　不安うつ病　Anxious Depression (2)

不安障害にみられるうつ病
　　Stavrakaki C et al, 1966：不安とうつの混在は慢性化，
　　　　　　　　　　　治療抵抗性，予後不良，社会機能障害大
　　Van Valkenburg et al, 1984：若年発症，焦燥，心気症，
　　　　　　　　　　　離人症が多く，慢性化，治療反応・予後不良
　　Fava M et al, 1997：不安障害に合併したうつ病
　　　　　　　　　　　Fluoxetine (−)

　昔の不安うつ病−不安が強いうつ病の特色を示しています。興味あることはこのようなうつ病には三環系抗うつ薬よりも抗精神病薬が効果を発揮することです（表3）。
　これは不安障害に伴ううつ病の特色です。結局，臨床症状の特徴は両者とも大きく変わらないことがわかります（表4）。
　次に実際の症例を提示いたします。この症例は私のフィクションです。毎日，50名から100名近くの患者を診ていて，そのエッセンスのような症例だとお考えください。

　現病歴　大学1年の夏休み，テニスサークルの合宿後に全身倦怠感を伴う何もしたくない状態が数日続いた。このような状態はその後，数回見られた。初診の8カ月前20歳時，入浴してから15分後くらいに心悸亢進に始まる身震い，息切れ，窒息感，恐怖不快感，吐き気，ふらつき，非現実感，セルフコントロール不

症例　山口沙也佳　21歳　女性　私立女子大学2年生

既往歴：
　11歳時肺炎で入院。
　中学，高校を通じて，生理不順がひどく，婦人科に通院歴有り。

家族歴：
　母方の祖父がアルコール中毒，肝硬変で亡くなっている。
　父は40代中頃，一時うつ状態で，心療内科に時々通っていたことがある。

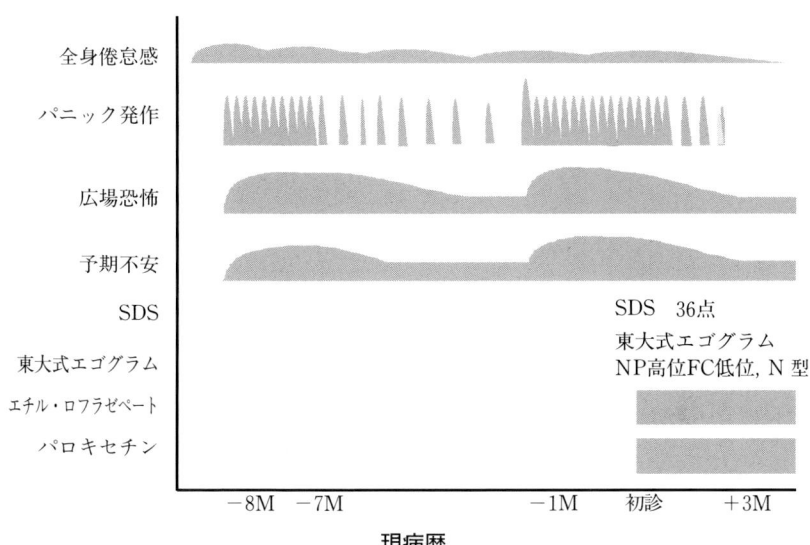

現病歴

能感，死の恐怖，しびれからなるパニック発作を発症した。この初回発作のときは恐怖感の余りベッドに入り，身じろぎもせずにそのまま朝を迎えた。それから1カ月間のパニック発作の頻度は週2回ほどで，その後少しずつ減少していった。ところが1カ月前に風邪をひき，高熱のために病院で点滴を受けているときに激しいパニック発作を再発した。それからは連日パニック発作が出現し，自宅から外へほとんど出られなくなった。

　これまで患者は，精神異常と診断されるのを恐れて医療機関を訪れなかった。

しかし，パニック障害の解説書を見て自分はこの病気であると思い，クリニックを受診した。初診時，過去１週間のパニック発作は３回。予期不安，広場恐怖は高度で息苦しさ，頭重感，離人感などの非発作性愁訴がしばしば見られた。SDS 36点ではっきりとした抑うつは認めなかった。東大式エゴグラムはNP高位，FC低位のＮ型の自己犠牲タイプであった。初診時より持続性抗不安薬エチルロフラゼペート，SSRI，パロキセチンが投与され，３カ月後にはパニック発作が完全に消失するとともに予期不安は中等度までに軽快し，自宅近くの本屋やスーパーマーケットには行くことができるようになっていた。

医師：山口さん，こんにちは。その後，調子はいかがですか。

山口：先生，ありがとうございます。発作は全くありません。本当に助かりました。

医師：体調はよいですか。それに外出はできるようになりましたか。

山口：パニック発作は全くないのですが，ときどきふっと体が地面に沈み込むような感じがします。嫌な気持ちがします。また何でもないときに鳥肌が立つんです。それと先生，夏休みのテニス部の合宿を北海道でやることが決まったんです。行けるかどうか心配しているんですけれど，先生，どうしたらいいですか。

医師：飛行機は怖いですか。

山口：飛行機も怖いんですけれど，家から１週間も離れることが不安なんです。

医師：なるほど。御家族と離れるのが心細いんですね。

山口：それと先生，最近すごく疲れやすくて急にズシンと体が重くなるんです。テニスをすることは，今はとても考えられません。それに，すごく眠い日があって朝からずっと寝ているんです。どこか悪いのでしょうか。

医師：パニック障害の患者さんは，たびたび仮眠や疲労を訴えます。

山口：先生，私もっと困ったことがあるんです。３キロも太ってしまいました。薬の影響ではないですか。

医師：たくさん食べ過ぎたのではないですか。

山口：夜になると何だか寂しくて，甘い物に手が伸びてしまうんです。

医師：そうですか。我慢することはできないのですか。

山口：食べるのを我慢することは難しいですね。それと先生，最近わけもなく急に悲しくなるんです。自分でも不思議に思うんですが，ボロボロと泣くんです。それと，何もしたくなくて。毎週『冬のソナタ』を楽しみにしていたんですけれ

ど，今はもうどうでもいいです。昔のようにおもしろくないです。

医師：そうですか。急に悲しくなる状況をもう少し詳しく教えてください。本当に何もきっかけがないのですか。それが起こる時間は，ほぼ同じですか。何時間くらい続くのですか。

山口：はい，そうなんです。ほとんどいつも日が沈み，夕やみが迫ってくると落ち着かなくなるんです。何かじっとしていられなくて，これって一体何なんですか。

医師：そのときに何か考えてイライラしているんですか。それとも，何も思い悩むことなくソワソワするのですか。

山口：暗くなると急に不安感が押し寄せてきて，将来のことを考えてしまうんですね。きちんと就職できないのではないかとか，自分だけがなぜこんな嫌な病気にかかってしまったのかとか。彼は自分から離れていってしまうのではないだろうかって。そういう考えが始まると，とても苦しくなるんです。もう，いても立ってもいられなくなります。

医師：そのとき，体の症状は何かありますか。

山口：余り気づかないんですけど，そう言えば少し息苦しくなっていることがあります。

医師：そんな嫌な時間をどのように対処しているのですか。

山口：初めのうちは部屋の中をうろうろ歩いたりしますが，どうしようもなく手首を切ってしまうことがあります。

医師：そうですか。それは大変ですね。それで，どのような気持ちで手首を切るのですか。

山口：みんなに申しわけなくて。自分がこんなふがいない状態で，自分なんか生きている価値がないと感じてしまいます。

医師：そうですか。そんなに思い悩まなくてもいいんですよ。

母親：先生。

医師：はい。

母親：少し先生と2人だけで話したいんですけれど。

医師：沙也佳さん，いいですか。

山口：はい，構いません。

母親：すぐだから，いいね。

医師：では，また後ほどお呼びしますので．

山口：ありがとうございました．

母親：先生．沙也佳は，きょうだいの中では一番優しくていい子だったんです．でも，最近，何か人が変わったのではないかと思うようなことがあるんです．

医師：どんなことがあったんですか．

母親：きょう，クリニックへ来るときに電車の中で一悶着あったんです．反対側の扉の近くに立っていた派手な若い女性が，携帯をかけ始めたんです．かなり大きな声でうなずいたり，笑ったりしていたんです．それを見ていた沙也佳が突然，激しく腹を立てて「電車の中で電話するの，やめてください」って叫んだんです．そうしたら，その若い女性は逆切れして，大声でどなり始めたんです．沙也佳も声を張り上げて言い争いになってしまったんです．もう公衆の面前で私，恥ずかしくて，恥ずかしくて．次の駅で沙也佳を引きずり降ろしたんです．本当に冷や汗ものでした．

医師：そうですか．それは大変でしたね．

母親：先日も，うちの中で一悶着あったんです．3日間ほど体がだるいと言って講義を休んでいました．1日中，さえない顔をして何をするでもなく過ごしていました．

テニス部の先輩から電話がかかってくると，急に元気になって次の日は朝早く起きて念入りにお化粧して出かけて行きました．朝11時からドライブで湘南の方へ行き，夕方都内に戻ってきて食事をした後，映画まで見たようなんです．あんなに疲れやすいと言っていた体質はどこへ行ってしまったのかしらと思うほどでした．デートから夜遅く帰ってきました．3日間講義を休んで1日中寝ているのを知っていた主人が，きょうは元気だったんだねと，そう言っただけで自分が責められていると思ったらしく，「お父さんなんか，大嫌い」って，大声で叫んだきり丸3日間も部屋に閉じこもってしまって，それ以来1週間以上も父親とは口をききませんでした．先生，これからどういうふうに対応していったらいいのでしょうか．

皆さん，このビデオの症例をうつ病と考えられますか？　多くの精神科医は境界性人格障害と診断するのではないかと思います．いろいろな診断が与えられる症例ではないかと思います．しかし，これがパニック性不安うつ病

表5 DSM-IV 非定型うつ病

「大うつ病エピソード」「気分変調性障害」があり
A 気分の反応性
B 次の特徴のうち2つ以上
　(1) 著明な体重または食欲増加
　(2) 過眠
　(3) 鉛様麻痺―疲労
　(4) 対人関係における拒絶に対する過敏性

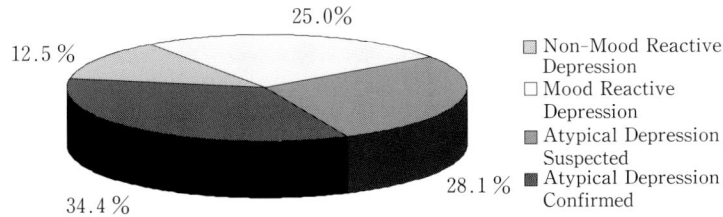

図1　The Rate of Atypical Depression According to Stewart's Criteria

の典型例なのです。

　パニック性不安うつ病ではパニック発作が減少してくると抑うつが出現するのです。パニック発作と抑うつはシーソー現象のように消長します。

　パニック性不安うつ病にみられる大部分の抑うつは多かれ少なかれ非定型うつ病像（表5）を呈します。そのことをわたくしたちは調査しました。

　MINIで診断したパニック障害100名のうち大うつ病が併発している人は34名でした。その患者をStewartの非定型うつ病診断基準で分類すると，非定型うつ病確診（B症状が3つ以上）は11名（34.4%），疑診（B症状2つ）9名（28.1%）で半数以上が非定型うつ病症状を持っていました。気分反応性を示したのは87.5%でした（図1）。このようなことから，パニック性不安うつ病はいわゆるメランコリー性うつ病とは病像が大きく異なっているといえます。

　パニック障害における非定型うつ病の併発頻度をみた論文を調べますと，Sheehanは92%という高い出現頻度を示しています（表6）。これは厳密な

表6 PD and Atypical Depression

Frequency of Atypical Depression in Panic Depression
Sheehan(1982)　92%
Kaiya(2001)　57%
Present Study 62.5%
Frequency of PD in Atypical Depression
Liebowitz(1984)　Pharmacological Study：　37%
Horwath(1992)　Epidemiological Study：　14.4%
McGrath(1993)　Clinical Study：　53%
Benazzi(1999)　Clinical Study：　54%

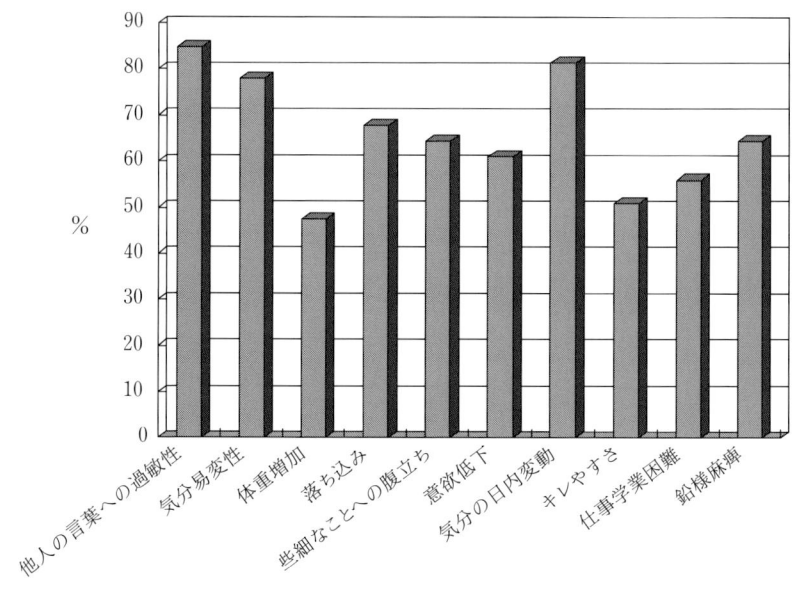

図2　パニック障害における不安うつ病の症状(1)（N＝59）

診断基準が適用されていませんので高率になったと考えられます。私どもの調査から，パニック性不安うつ病の6割から7割の患者が厳密にみても非定型うつ病の診断がなされうると考えられます。反対に，非定型うつ病において併発するパニック障害の頻度を論文中から拾ってみますと，表6の下のような結果が得られました。この結果では14%から54%の範囲にありますが，

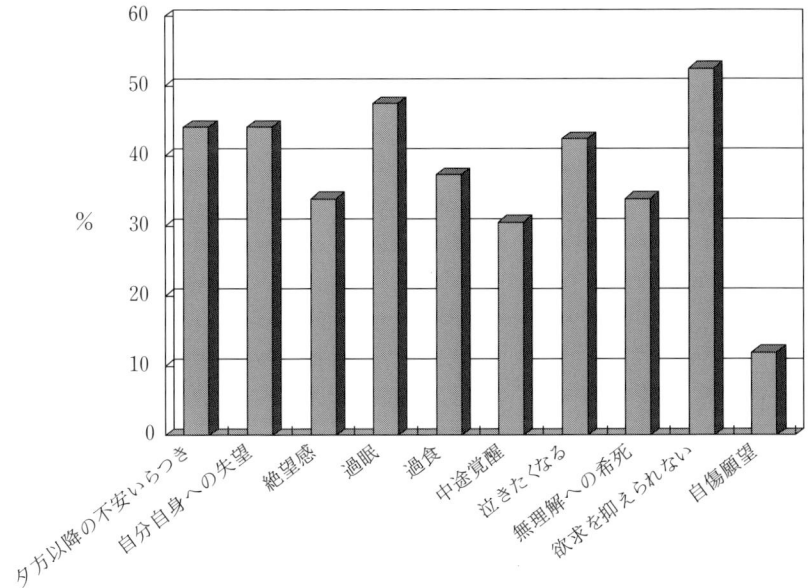

図3 パニック障害における不安うつ病の症状(2) (N=59)

　私の臨床経験から申しますと,非定型うつ病の患者はパニック障害の診断基準を充たさなくとも不全パニック発作がでたり,または,軽い広場恐怖を示すことが多いです。また,経過中にパニック障害を発症することにも時々遭遇します。ですから,パニック障害と非定型うつ病は近縁の関係にある病態ということが言えます。言葉を変えていえば,パニック障害と非定型うつ病はひとつの連続体の上に存在するように考えられます。

　次の2つのスライド(図2,図3)はパニック性不安うつ病の特徴を要約したものです。もっとも多い症状は,他人の言葉に対する過敏性です。これはDSMでrejection sensitivityと記載しているもので,拒絶的,自分を無視した,自分のプライドを少しでも傷つけるような言葉に著しく過敏になり,種々な行動異常を示します。そして,社会的障害に至ります。次に多いのは,気分の日内変動です。パニック性不安うつ病の場合,多くは夕方から夜にかけての不安・焦燥・絶望感を主とする憂うつ気分です。わたしはこれをメランコリー性うつ病の〈朝方うつ病〉に対して〈夕暮れうつ病〉と呼ん

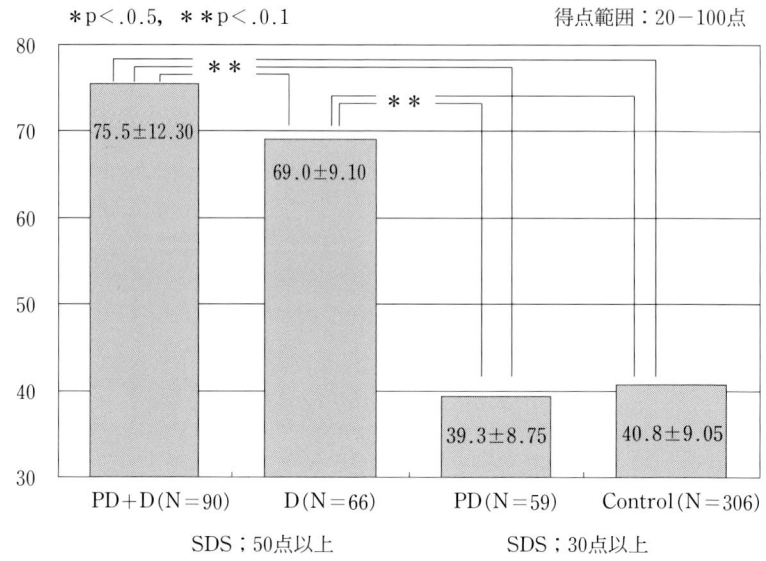

図4 Multiple Fatigue Inventry-20)

表7 メランコリー型とパニック性不安うつ病

メランコリー型	パニック性
ほとんどすべての活動における喜びの喪失	好きなことには元気が出る
病的な抑うつ気分	了解可能な抑うつ気分
朝に悪化	夕方から夜に悪化
早朝覚醒	中途覚醒
いらいら<頭の回転低下	いらいら>頭の回転低下
食欲低下・体重減少	食欲亢進・体重増加
罪責感が強い	罪責感は多くはない

でいます。3番目に多いのは気分の易変性です。

スライド（図2）で6割以上の人に鉛様麻痺が見られました。これは四肢に鉛をつけたように体が重くなる疲労感です。疲れたときに出る場合もありますが、それとは関係なく発作的に出現することもあります。図4は私たちが標準化した疲労尺度を使用して各障害の疲労度を調べたものです。うつ病

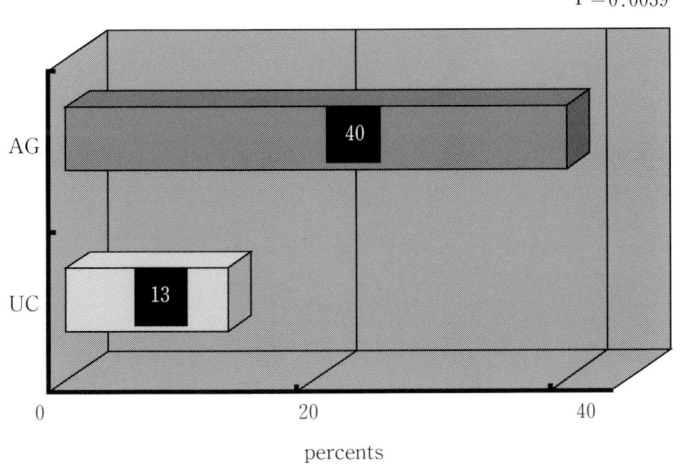

図5　ベックのうつ病評価尺度得点

(D) の疲労度はパニック障害のみ (PD) や健常対照 (Control) と比べ疲労度は有意に高いですが、パニック性不安うつ病 (PD+D) ではうつ病よりさらに統計学的有意に疲労度が高いことがわかります。

このようなことからパニック障害の患者は内科で慢性疲労症候群と診断されることもまれではありません。ある研究 (Manu, P. et al, 1991) では、疲労を主訴として内科を訪問した患者の26%がパニック障害であったということです。

スライド（表7）はパニック性不安うつ病と従来の定型うつ病（メランコリー型うつ病）との違いを示したものです。

以前、米国精神医学会で報告した結果です。広場恐怖を伴うパニック障害 (AG) のうつ病評価得点は広場恐怖を伴わないパニック障害 (UC) に比べ有意に高いことを示しています（図5）。

ここに示す2つの文献は、うつ病を併発しているパニック障害に人格障害が多いことを報告しています。しかし、経過を追って患者を診ていると、思春期まではおとなしいいわゆる〈良い子〉であった人が発病後うつ病を併発する前後から性格が変わっていくことがしばしば観察されます。私は、これを病気による性格変化だと考えています（表8）。

表8 パニック性不安うつ病と人格障害

文献的には,パニック障害における人格障害を持つ患者はうつ病を併発する群に多い。

(1) Ampollin P, Marchesi C, Signifredi R, et al.: Temperament and personality feature in patients with major depression, panic disorder and mixed condition. J Affect Disord 1999 ; 52 : 203-207
(2) Langs G, Quehenberger F, Fabisch K, et al.: Prevalence, patterns and role of personality disorders in panic disorder patients with and without comorbid (lifetime) major depression. Acta Psychiatr Scand 1998 ; 98 : 116-123

しかし,演者は,パニック障害における行動異常はうつ病が出現してきてから出現する性格変化であることを観察している。

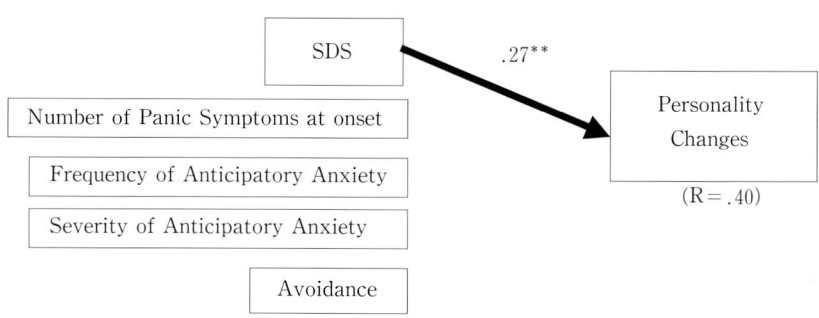

図6 Panic Symptom Model Contributing to Personality Changes

　パニック障害の発病により性格が変化したかどうかを自答式のアンケートで調べました。
　189名のパニック障害患者にうち58.9%の人が発病して自分の性格が変わったと答えています。
　自分の性格が変わったと答えた人は抗不安薬の処方が有意に多くなされていました。要するに病状のより重い人たちです。
　種々の臨床的変数と性格変化有り群との関係を多変量解析いたしますと,

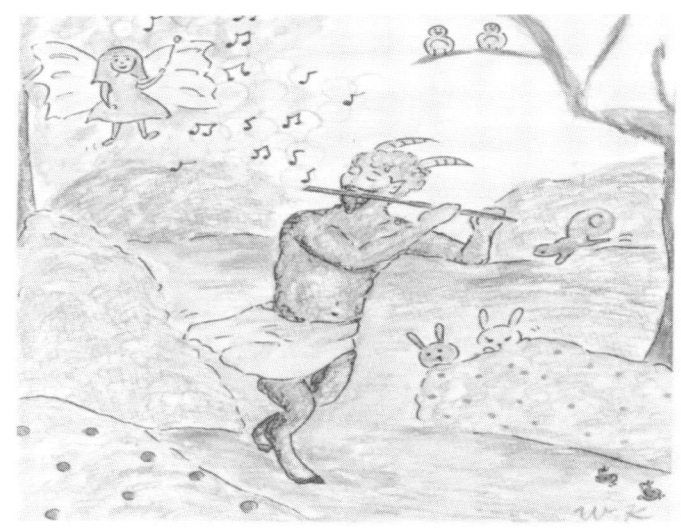

図7　森で歌い踊るパンの神

うつ病評価尺度得点だけが寄与をしていました（図6）。要するに，パニック障害で性格変化が出現するためにはうつ病評価得点が高い必要があるということです。

　次に，寓話的にパニック障害の性格について述べます。ダーウィンの伝記を読みますと彼はパニック障害であった可能性が非常に高いことがわかります。これは別のところで書きましたから（『パニック障害』日本評論社，1998）詳しく申しません。その伝記から彼の性格を描出しますと，「小心，熱心，従順，親切，情動豊か，義理がたい，争いを好まない」といった特徴がみられます。

　これはパニックの語源となるギリシャ神話に出てくるパンの神です（図7）。頭と足は羊の様相をした半獣神です。パンの神は歌と踊りが好きで，それ以外は，居眠りばかりしている神です。午睡を旅人に邪魔され，けたたましい大声をあげ怒ったため，牧羊がおそれをなし右往左往して牧童が困り果てた状況をパニックと言ったのです。パンの神の振る舞いはパニック障害患者のそれに一脈通じるものがあります。パニック障害患者は慢性期には昼も夜もよく寝ます。自分の好きなことに対しては積極的に行動します。そし

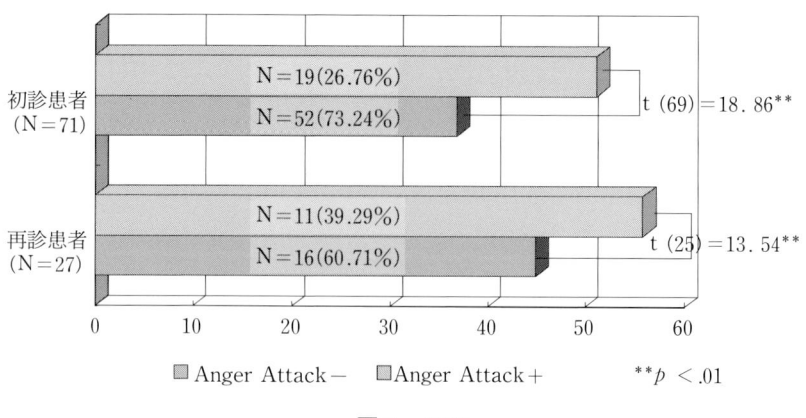

図8　SDS

表9　パニック性不安うつ病の性格変化

1）はまりやすい／熱中しやすい／耽溺
2）さびしがりや／おせっかい
3）気分が感染しやすい／感応性亢進
4）許せない／我慢できない／勝手がよい
5）早とちり／熟慮がない／おっちょこちょい
6）過敏性／感受性亢進
7）怒り発作とその後の激しい自己嫌悪感
8）依存性亢進

て，些細なことに腹を立てキレる人をよくみかけます。

このような状態を欧米ではanger attack（怒り発作）とよびうつ病や不安障害に多く見られると報告されています。私のクリニックでFavaの診断基準を使い怒り発作の頻度を調べてみました。

その結果，約3割の患者に怒り発作があることがわかりました。健常な学生を対象とすると怒り発作は約1割です。そして怒り発作のある患者ではうつ病尺度（SDS）の得点が有意に高いことが明らかになりました（図8）。

これは，パニック性不安うつ病にみられた性格変化です（表9）。このような変化をみていますと，これは前頭葉症候群で説明がつくと考えられます（表10）。

表10　前頭葉症状群

凸面の人格変化
　　発動性欠乏（Antriebsmangel）
　　感情の反応性減弱
　　高等感情の鈍麻

眼窩脳の症状
　　Moria　好機嫌，諧謔的，周囲にかまわず
　　一人ではしゃぐ，浅薄な感情の動き
　　抑制欠如，無軌道・恥知らず，脱線行為

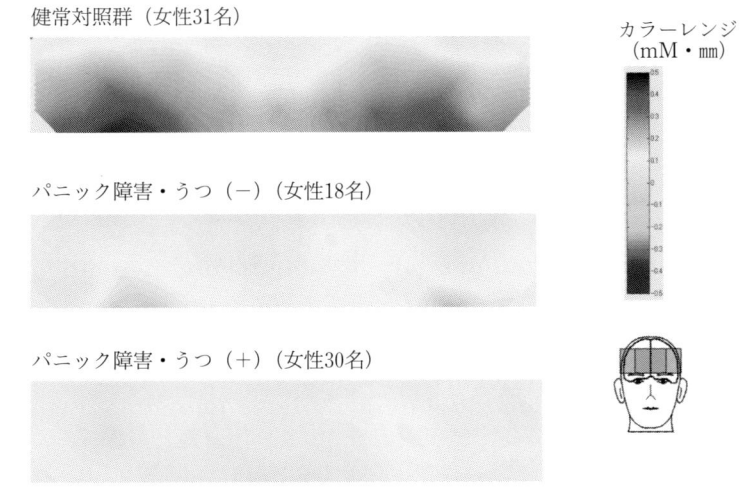

図9　語流暢課題開始55秒後の［oxy-Hb］変化量のトポグラフィー画像

　表10に，前頭葉症候群を示します。パニック性不安うつ病でみられる性格変化は前頭葉機能低下による幼児化と抑制欠如で説明がつくように思います。
　このようなことから，わたくしたちはパニック障害患者の前頭葉血流を近赤外線光トポグラフィーで調べました。
　その結果，非常に重要な所見が得られました（図9）。パニック障害患者では健常対照者に比べ，前頭葉の精神負荷による血流増加が減少しており，

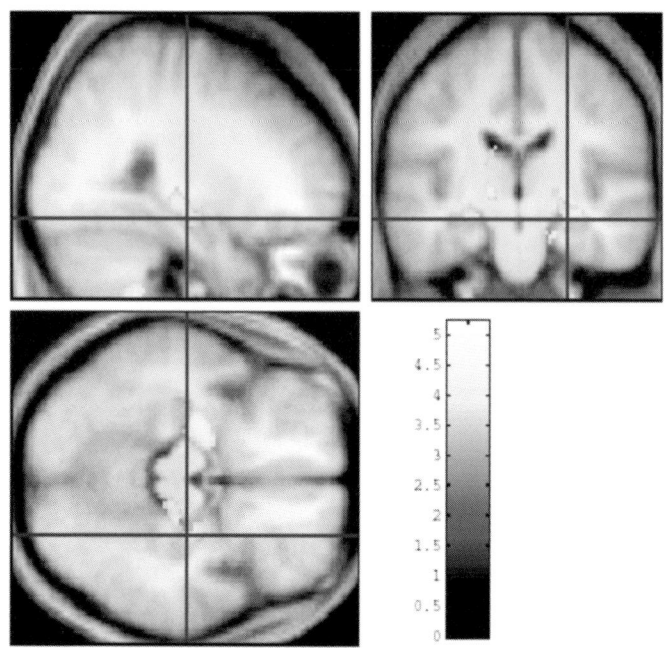

図10　扁桃体，海馬，視床領域

この減少はうつ病を伴うパニック障害，すなわちパニック性不安うつ病でより著明でありました。

次に，心療内科・神経科　赤坂クリニックのパニック障害患者に協力を得た脳内糖代謝のPET研究を紹介いたします（図10）。

薬物療法も精神療法も受けていない治療前のパニック障害では不安の中枢といわれている扁桃体や海馬で糖代謝が亢進していました。

同じ患者に薬物療法なしの6ヶ月間の認知行動療法を行い，治療前後で糖代謝がどのような変化をしているか検討しました（図11）。

熊野宏昭助教授がこの研究について詳しくこの学会で報告されていますので，結果だけ申しますと，前頭葉前内側部と帯状回前部で糖代謝が増加していました。この研究結果をまとめると，6ヶ月間の認知行動療法が前頭部の糖代謝を亢進させた，すなわち精神療法が前頭葉機能を高めたと考えることができます。

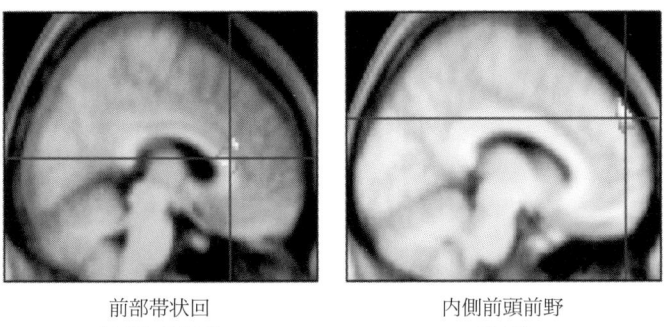

前部帯状回　　　　　　　内側前頭前野
（ACC, BA24）　　　　　　（BA9）

図11　治療後に増加

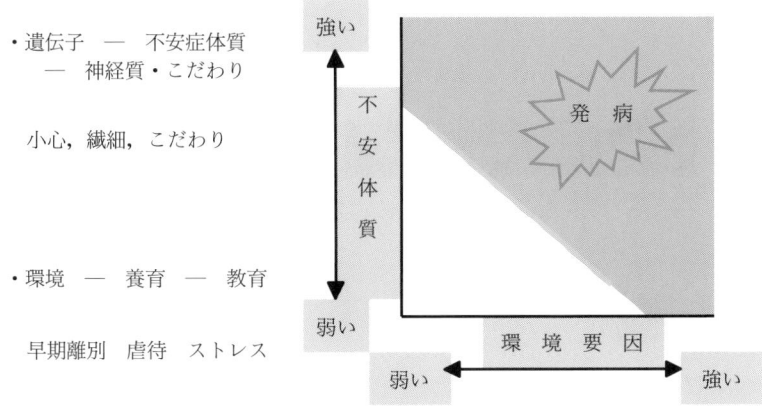

図12　パニック性不安うつ病の病因

　これは，精神療法が脳機能を変化させていることをはっきり示したものとして大変意義深い研究と考えられます。

　図12は私が考えているパニック性不安うつ病の病因です。元来の不安体質と幼少時の養育やその後の教育が大きく作用しますし，成人してからのストレスも発症の引き金として重要です。要するに遺伝と環境の相互作用で発症するものと考えます。

　パニック性不安うつ病患者に対する対応は定型うつ病のそれとは根本的に

表11　メランコリー型とパニック性不安うつ病の療養・介護の仕方の違い

メランコリー型	パニック性
頑張ってはいけない	少し頑張らないといけない
励ましてはいけない	多少とも励ますのがよい
あくまでもやさしく	言葉は優しく，心は厳しく

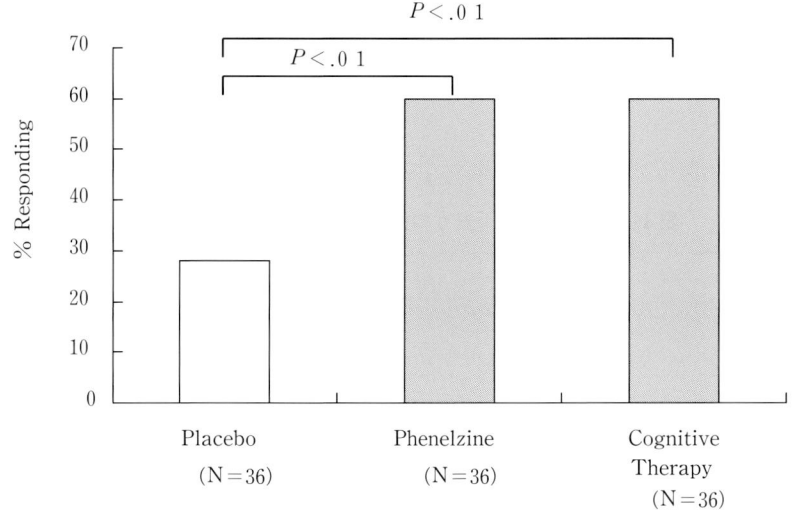

Jarrett et al. *Arch Gen Psychiatry*. 1999；56：431-7.
図13　非定型うつ病の治療効果

異なっています。言葉は優しく態度はある程度きびしく対応していく必要があります（表11）。

　米国の研究ではパニック性不安うつ病の主体をなす非定型うつ病に対しては薬物療法と同じくらい認知行動療法の効果があるとされています（図13）。

　次に井上和臣教授のスライドをお借りしてパニック性不安うつ病の認知療

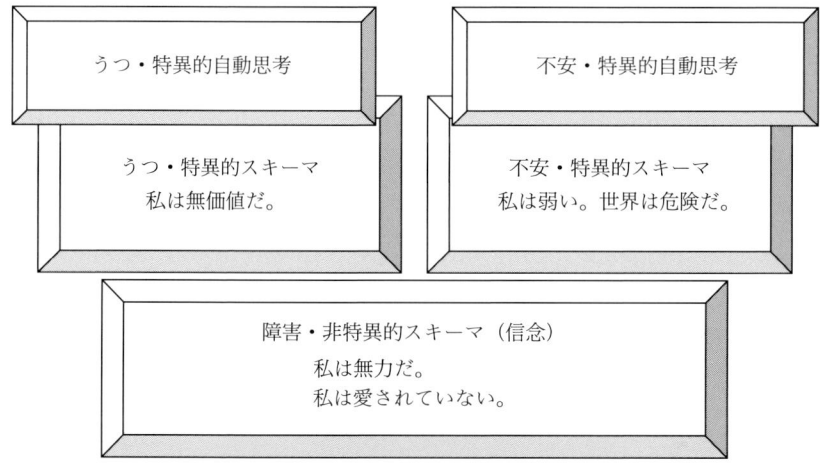

図14　うつと不安に共通する認知構造

表11　パニック性不安うつ病患者にありがちな病前特性

・いわゆる「よい子」「手のかからない子」
・他人配慮性・責任感が強い子
・自己主張・要求ができない子
・甘えられない・甘えない
・他人に助けを求めない
・弱みを見せない
・プライドが高い
・やさしい子

法について触れたいと思います（図14）。

　ここに示した抑うつと不安の認知構造とりわけ「私は愛されていない」はまさにパニック性不安うつ病に当てはまる信念です。パニック性不安うつ病の患者には，幼少時充分に愛された経験が乏しく，自信がなく，自己評価が低く，無力感の強い人が多いです。

　表11は，パニック性不安うつ病患者の幼少時の性格特性を私の臨床経験から導き出したものを示しています。このような子供は一口に「動物的愛情

表12 パニック性不安うつ病の親にありがちな特性

・世間体・外面を気にしすぎる親
・情より理が勝る親
・ほかの子弟に目が向きすぎてしまった親
・神経質，うつ病体質の親
・自己中心的な親

表13 パニック性不安うつ病の病態形成過程−貝谷仮説

・愛情の摂取が充分になされていない
・自己存在感・自尊心の希薄─自己不確実
・他人から嫌われたくないという無意識の思い
・滅私他人配慮の人間関係に無理が生じる
・それが破綻してパニック性不安うつ病が発症

表14 パニック性不安うつ病に対する認知行動療法

・愛されている(親から)認知の補強・確認
・「病気の理解」患者・家族教育
・劣等感の除去
・自己主張のスキル
・自己の客観視の向上
・ストレス・コーピング
・情動コントロール（抑うつ気分・怒り発作）

欠乏症」といっても良いでしょう。

次はこのような子供，すなわち母親にありがちな性格特性です（表12）。もちろんすべての事例にこれらの特性が当てはまるということではありません。

これはこのような臨床的観察から私が考えたパニック性不安うつ病の病態成立の機転です（表13）。

最後に現在私たちが行おうとしているパニック性不安うつ病の認知行動療

法のプログラムです（表14）。認知行動療法は，最終的には，前頭葉を鍛える治療であると考えます。最近話題になっているマインドフルネス（観照）や瞑想は，自我の鍛錬には大変有用な方法であると考えられます。今後，これらの各項目を担当する臨床心理士が集まり最終的なマニュアルを完成させる予定です。このマニュアルの成果をご報告できる日が近い将来来ることを期待して私の講演をお開きにさせていただきます。

■文　献

1) 貝谷久宣, 宮前義和：パニック障害における抑うつ状態. パニック性不安うつ病(1) 頻度と症状. 貝谷久宣・不安抑うつ臨床研究会編：パニック障害研究最前線. 日本評論社, 東京, pp 55-78, 2000.
2) 貝谷久宣, 宮前義和：パニック障害における抑うつ状態－パニック性不安うつ病(2) 臨床的特徴. 貝谷久宣/不安・抑うつ臨床研究会編：パニック障害症例集. 日本評論社, 東京, pp 149-168, 2001.
3) 貝谷久宣：パニック障害における性格変化. 貝谷久宣・不安・抑うつ臨床研究会編：パニック障害の精神病理学. 日本評論社, 東京, pp 41-74, 2002.
4) 貝谷久宣, 林恵美：パニック障害と非定型うつ病の関係. 樋口輝彦, 久保木富房, 貝谷久宣, 不安・抑うつ臨床研究会編：パニック性不安うつ病(3) うつ病の亜型分類. 日本評論社, 東京, pp 41-64, 2003.

II

第5回日本認知療法学会
：特別講演

「日本の認知療法の源流－仏教における説教」

中野東禅*

　こういう重要な学会にお招きいただきまして恐縮いたしております。改めて認知療法についてベックさんの本など見てびっくりしたわけですけれども，本当に仏教的な視点がお役に立つということがあるのだなというふうに思いました。
　どこまでお役に立つかわかりませんけれどもお話ししてみたいと思います。

1．仏陀の基本的説法

　まず「仏陀の四聖諦（ししょうたい）に見る認知療法的説法」というところにまいりたいと思います。
　お釈迦さんが西暦紀元前400年くらいでしょうか，悟りを開きます。
　その最初のお説教の論理が「苦諦（くたい），集諦（じったい），滅諦（めったい），道諦（どうたい）」といい，これを「四聖諦」といいまして，お釈迦さんの一生涯の指導法の基本形をなすものなのです。苦諦というのは存在することは苦である，意思に逆らうという真理の意味です。「諦（たい）」というのは真理という意味です。
　ところが，この「苦」というのは普通の人はなかなか理解しにくいのですが，苦というのは意思に逆らうという意味です。ですから，白髪も，はげるのも意思に逆らうし，思春期には自分が胴長短足であるというのも意思に逆らっていますから，生存は意思に逆らうというのはそういう意味です。別に

---

*曹洞宗総合研究センター

苦痛だけが「苦」ではないのですね．その意思に逆らう原因はなにかというと，それは自己保全があるからだというのが集諦です．集諦というのは煩悩とか自己保全という意味です．その集まり，そういう汚れた自我が集まって意思が現実に逆らうのです．

ギリシャの論理学は推論の論理学ですが，インドの論理学は原因を明かす論理学です．ですから，最初に現実を言います．そしてその次にその原因を探ると，こういうふうな組み立てです．ですから，苦諦に対して原因は集諦と，こうなります．

2．その説き方

では，どうしたら解決できるかというのが滅諦で，「滅」というのは血が上って燃えている意識が消えるという意味なのですね．ろうそくの火が消えるという意味です．そういう意味では心が完全な静寂になったら，現実と対立しないでいられるというような意味です．それにはどうしたらいいのかというと，道諦，人間らしく生きることというのです．こういう論理でできているのがお釈迦さんの基本の指導法であります．

こういうような論理の構築で話をしていくわけですが，さてそこでその例として象頭山（ゾウズセン）における説法というのがございます．これはお釈迦さんが悟りを開いて一番最初に行った大きな仕事です．カッサパ3兄弟というのが当時一番優勢な宗教だったらしいのです．3人の兄弟が1,000人の弟子を持って火を祭っていたのですね．その3人を説得して弟子にしてしまうので，一気にお釈迦さんは有名になるらしいのです．

さて，その象頭山というところで火を祭る1,000人の弟子たちを前にして話をするのです．恐らく山の上から村々，町を見ると夕方の各家が炊事や何かをするので火が見える．それで火を礼拝する弟子たちに，話をするのです．

まず，(1) 目は燃えている．対象に向かって燃えている，という形で耳，鼻，舌と．これは般若心経にも出てくるお釈迦さんの人間観の一番基本をなすものです．我々は目，耳，鼻，舌という感覚器官で外界と自分の内面の欲求とが結びつくということですが，それをまず取り上げて目は燃えている，

対象に向かって燃えている。

（2）「貪・瞋・痴」の三毒によって燃えている。「貪」というのはむさぼりで，自分の都合のよいことにこだわることを「貪」というのです。「瞋」は顔にあらわれ，目をつり上げて怒るという意味で，不都合なことにこだわることを怒りという，というのがお経の説明です。都合のいいものにこだわるのを欲望といい，不都合なことにこだわることを怒りという。こういうふうに説明されています。「痴」は愚か，ものの道理がわからないという意味です。目は燃えている。「貪・瞋・痴」の三毒によって燃えている。生老病死の四苦によって燃えている，という形で原因を気づかせるわけです。

そして，（3）そのように観察するものは厭離の心を生ぜねばならない。つまりそこから離れよう，距離を置こうという目標，新たなより大きな目標に向かって心を働かせなければならないと，こういうような論法でございます。

そうすると，ここでおもしろいのは現状と原因を言った後に方向をきちっと明示する。方向に気づきなさいということなのですね。方向を持つことを仏教では「念」といいます。念仏の念。念という字は心の方向という意味なのです。そうすると，まさにここで自覚的に心の方向を持ちなさいということを言っているわけです。

ですから，そういうふうに見ていくとお釈迦様の指導方法というのは割合，単純で明快だと思うのです。例えば，一休宗純という人の書いたものに，しゃれこうべ（骸骨）を2つ書きまして「けんかしないで暮らそじゃないか。末は互いにこの姿」と書いたものがあるのです。

しゃれこうべ2つとは何だということです。結局，夫婦か親子か，嫁姑か，会社の嫌な上司と私かということです。お互いという意味です。お互いがいずれみんな死ぬのですよというのが，しゃれこうべ2つです。そして，「けんかしないで暮らそじゃないか。末は互いにこの姿」。つまり一番先に「末は互いにこの姿」というのはパッとわかりますね。その次にわかるのは，「けんか」という言葉に代表される人間の愚かさがすぐ目に浮かびます。3番目に「けんかしないで暮らそじゃないか」。つまり人間どうあるべきかという方向を見事に言い当てているわけです。人間の死ぬという真実，真理，自然の摂理，そのものにまず照らされて人間の現実の愚かさが見えて，そし

てどういう方向へ行くべきかと．これもやはり3つの視点で語られている．そうすると，やはり我々は現実をどう認知するかという問題だと思うのです．

　お釈迦さんのそういうお説教の仕方の中でおもしろいのは，一般によく言われているのがケシの実の話です．ある女性が幼い子供が亡くなりまして，それで生き返らせてほしいと言って，子供の死骸を抱えていろいろなところを訪ね歩くわけです．とうとうお釈迦さんのところへ来ます．生き返らせてくれと言うと，お釈迦さんが「よし，わかった．生き返らせてあげよう」と安受け合いをいたします．非常にその母親は喜ぶのですね．

　ところで，生き返らせるためにはおまじないが必要なのだ．そのおまじないに必要なものはケシの実だ．インドではケシの実というのは食糧としてどの家庭にもあるものらしいのです．ケシの実というのは，ごまよりも10分の1くらい細かいものです．そのケシの実をどこかからもらってきておくれと．母親が喜んで出かけようと思うと，ちょっと待って．そのケシの実は，一度もお葬式を出したことのない家のケシの実でなければ効き目がないのだよと，こう言うのですね．それでその母親は，そんなことならおやすい御用だとばかりに子供の死骸を抱えたまま町の中を1軒，1軒，訪ねていくわけです．

　「ケシの実はありませんか」「ありますよ」「分けていただけませんか」「いいですよ」「ところで，おたくはお葬式を出したことがありますか」「うちは3年前に，ばあちゃんが亡くなっている」とか，どの家に行ってもお葬式を出したことがない家というのはないわけです．そのうちに，だんだん彼女自身が疲れてきます．疲れてくるから頭ののぼせが下がりまして，気づいていくわけです．それで死なない人はない，お葬式を出さない家はない，ということに気づいていって，お釈迦さんのところへ戻ってきて「よくわかりました」と言うのですが，こういうふうにお釈迦さんの指導の方法というのは，いかに自分が気持ちを転換させて，そしてものの道理に目覚めていくか．それをさせようとしているわけです．いつでも成功したというわけではないみたいです．失敗した例もたくさんあるようですけれども．

　祇園精舎のある町はコーサラ国という国のシュラバスティーというのですけれども，そこの王様がパセナディーという王様です．そのパセナディー王

の2番目の奥さんがマリカという人で非常に信仰深い人だったのですね。そのマリカという女性が夫である王様に言うのです。お釈迦様は自我を捨てなさいと言う。ところが，私はどう考えても自分が一番かわいい。だから，その自我というのは捨てられないとこう言うのです。そうすると王様も，僕もそう思うというので2人で祇園精舎へ出かけていってお釈迦さんに質問をするのですね。そうするとお釈迦さんが言うのです。

「マリカよ，そのとおりである。人間はたとえどんなところへ行こうとも，自分よりかわいいものは見つからない」，つまり人間というのは基本的にエゴだということを言っているのです。「けれど，それに気づいた人は人を傷つけることはできない」と，こう言うのです。つまり自分のエゴに気がついたら，人のエゴも見えるはずだということですね。

自分のエゴというのは人が見えなくなる状態がエゴなのです。ところが仏教は知恵の宗教ですから，自分がかわいいということが対象化されて観察されたときに，それが知恵となって他人のエゴも見える。これが仏教の立場なのです。

そうすると，ここで重要なことは自分のこだわりやエゴの状態に縛られている状態が迷いの状態。それに対して苦しいと気がついて，それを対象化して見る。あるいは言葉として言語化する，自覚するということですね。それを通して覚めてものが見えてきて，そしてもっと大事なことは，それが同時に他者の問題になるということです。他者が見えるということです。自我が見えたら，そういうふうに他者が見える。つまり仏教の重要な点は他者へのまなざしということなのです。他者へのまなざしを回復するときに，問題が本当に解決するということではないかと思うのです。

恐らく心の病気の状態というのは自己中になっておりまして，他者から逃げている。あるいは他者が恐怖である。他者に対する甘えとか，他者と自分の関係で被害者意識とかいう形で他者から逃げるような状態が病気になっている状態。それに対しまして他者へのまなざし，あるいは他者との関係。ですから，ごく普通に言えば感謝とか，おかげさまとか，ごめんなさいというような関係性，そういうような関係性が回復したら病気は回復する，というような論理がここから見えてくるのではないかと思うのです。

お釈迦さんの団体がなぜぼろを着たのか。とにかく徹底したぼろなのです

ね。それから徹底して托鉢です。当時のインドは豊かな国でしたから，中国と違って托鉢で生活をするというようなことができたのですね。なぜその托鉢と，遊行といってみんなバラバラになってこじきをして歩いて，そしてぼろを着るのか。

　実はそれにはいろいろな理由があるのですが，インド社会の差別的な構造的なものに対する批判ですね。ぼろを着るというのは，着物は即差別なのです。金持ちと貧乏人と，インドのカースト制度，それが即着物ですから，それに対してそれから自由になる世界を示す。だから一生涯，ぼろを着た。つまり仏教というのは社会との関係で見ればよくわかるのだ，ということです。

　仏教というのは都市の宗教なのです。商人が中心です。祇園精舎を寄附した人も大きな商人で，福祉をやっていた商人です。だから仏教というのは，社会と離れては生きていかれない。山の中にこもってしまったり，自分たちで農耕をしたりとか，そういうふうになったら生きていかれないのが仏教なのです。

　そうすると問題解決の悟りというものは，他者との関係に帰ってくるというのが，お釈迦さんの非常に重要な点だと思うのです。お釈迦さんの人間関係の教えの中に，「同事」というのがあるのです。この同事というのは，日本の仏教で重要視しているのは道元という禅宗の人だけなのです。その同事というのは相手に合わせる力という意味なのです。しかも，その相手に合わせる力は対等の場合もさることながら，専門職がそうでない人に近づくときの重要性として「仏が迷っている人に近づくとき」ということを言っている。それは同時に医者が患者に対して，教師が生徒に対して，役人が市民に対して，こういう関係だと思います。事を同じくするというのは服装，態度のことです。態度や服装や目線が，相手の立場になる。だから背広を着て被災地へは行かないですよね。やはり大臣でも被災地へ行くときには作業服を着て行きますでしょう。それと同じように相手の立場になりなさいというのは同事という言葉で，これは非常に重要な人間関係としてお釈迦さんは繰り返し説いているのです。

　そうすると，ここにまず相手に対する安心感を与える。道元という人の解説では，相手がまず自分に関心を持つように仕向けなさい。相手が自分に，

つまり治療者なり教師なりに関心を持ったら，自分の専門的な知識で今度は相手に働きかけなさい。これが「同事」であるというふうに解説しています。そういう意味で相手に方向を持たせるということは，同時に関心を持たせるということですよね。

だから，やはり治療に本人が関心を持ってくれなければ治療は前に進まないわけですから，そういう意味で関心を持たせる。そういう意味でお釈迦さんの教えというのは，やはり人間関係の中で成り立つ教えというようなことが重要ではないかなと思うのです。

3．方向を持つことを重視する仏教の「心学」

さて，方向を持つことを重視する仏教の「心学」ということで，まずお釈迦さんの座禅，12月8日悟りを開くときの座禅はもともとヨーガです。皆さん，よくヨーガというと苦行だというけれど，苦行とヨーガは全く違う文化です。インダス文明というのは大体4千年から5千年くらい前，今のパキスタンのインダス川流域に発達した文化です。これが山を越えてガンジス川流域に入ってくるわけですね。そして，その後捨てられるのがインダス文明です。そのインダス文明で発達したのがヨーガといって，姿勢と呼吸と心を調和させることによって神と一致するというのが古典ヨーガといいます。この系統をお釈迦さんはやるわけです。

今，皆さん御存じの「ヨガ教室」のヨーガは13世紀になって出てきたもので，ハタヨーガというのが代表で運動ヨーガといいます。運動ヨーガというのは健康になるとか胃腸が治るとか，場合によってはセックスが強くなるとかというような方向を目指したヨーガで人間主義になってからのヨーガです。その前は古典ヨーガといって神と一致することを目指すもので，お釈迦さんはその古典ヨーガです。それが後に，心の学問を生みだして唯識学になります。法隆寺，薬師寺などが伝えていく唯識学で，ユングもその系統を学ぶわけでしょう。

その後，今度は禅が成立します。この禅もヨーガ派といいまして，ヨーガと関係があるわけです。お釈迦さんと唯識学と禅と，3回ヨーガと関係するわけです。そのヨーガという系統を継いでいるのが仏教なのですが，その中

で道元の説く三種心というものがございます。

　仏教の心学というとすぐに唯識学というので薬師寺や法隆寺，それから京都の清水寺が伝えている学問が中心になるわけですが，禅宗はその唯識学と同じヨーガなのですけれども唯識学をとらないのですね。なぜかというと唯識学というのは心の仕組みを解明していっても，最終的に人間を信じるところに行かないというのです。人間の汚れたものを固定化してしまうから，とらないということらしいのです。

　道元という人は，チッタシン，カリタシン，イリタシン，この3つの心を重視するわけです。これが日本では余り知られていないのですけれども，私は非常に治療的でおもしろいと思うのです。

　チッタシンというのは慮知心（りょちしん）ともいいまして，目的を持って思慮を巡らす。どうしよう，こうしようというのが，これが慮知です。カリタシンというのは草木心（そうもくしん）と訳されます。これがなかなか古い辞典を見てもややこしくてよくわかりませんが，簡単に言うと生理的状態と連動した，そしてものを認識する能力と見たらいいと思います。最近ですと植物人間という言葉がありますね。植物機能というのは脳幹の部分です。そうするとその脳幹の機能と見たらいいと思うのです。この認識したりするところは実はのぼせだったり，落ち着きだったりによって違ってくるわけです。そこでその下のイリタシンというのは積聚精要心（しゃくじゅうしょうようしん）と書いてありまして，経験や学習ということです。経験や学習，知識によって成り立つ心と，この3つが連動しているというわけです。

　そうすると，それを私流に推論しますと表1になります。まず一番上に書いてあるAの染汚心と書いて，これ，仏教的にはゼンナと発音しますが染汚心，染まって汚れた心。右の方のBが不染汚心，染まらない，染まる以前の心。不という字は以前と解釈しなさいと仏教では言いますので，欲望や恐怖に染まる以前の心と染まった心に分けまして，染まった方の心に善悪があるわけです。いい方向へ行くものと悪の方向へ行くものとある。そうすると①の悪しき方向を目指すものは，草木心はのぼせ。そして慮知心は自我を実現，欲望を実現するためにどうしよう，こうしようと働く。そしてイリタシンは欲望実現のために経験の知を生かす。これが悪の方向へ目指した心の働きになります。

表1　道元の説く三種心

	A 染汚心（煩悩に染まった心）		B 不染汚心
	①悪しき方向	②善き方向	③無心・空の心
1. 汗栗多心（草木心）	のぼせ	落ち着き	寂静・無心
2. 質多心（慮知心）	自我で志向する	善さを志向する	菩提心を志向する
3. 矣栗多心（積聚精要心）	自我実現への知	善実現への知識	悟りへの知識

　②の善き方向を目指すときは，草木心は落ち着きで感覚や認識能力が正常に働いている。そして，チッタシンは善き方向を志向する。そしてそれに向かって知識を働かせる。ところが，右の方のBの不染汚心，汚れる以前の心，これは悟りの方です。悟りを目指す無心や空という方向を目指すときには，草木心は寂静無心である。静寂である。体も心も静寂である。その静寂に基づいて菩提心，悟りを求める。欲望や愚かさからの問題解決を目指していく。そして，それに向かって知識を働かせていく。

　こういうふうに考えますと，この3つの心という仕組みが非常に明確に問題解決学を構成しているのではないかと思うのであります。そうすると，なぜ仏教で瞑想とか座禅や何かが非常に重要であるかというと，やはり無心というものの体験，そしてまた同時にそれに照らされて愚かな自分を自覚する。そういうような形で心の方向がしっかりとしてくるというような意味です。よく私どもの研究室にも子供がちょっとおかしいのだけれど座禅をさせたいとか，受験で集中力が足りないから座禅をしたいとかという相談の電話がかかってまいります。そういうときに落ち着きがない，集中力がないから座禅をしたいというなら，そういうときに坐禅をしたらカルチャーショックを起こして，かえって精神的にトラブルになります。まずそれはやめておいた方がいいですよと助言するのですけれども，座禅というような瞑想というものを求める場合に，その目的ですね。まずとらわれている自分とか，こだわっている自分，それから病的な，あるいはトラブルのある状態，そういうものをまず自覚して，そうでない方向に行かなければいけないという方向にある程度気づいていないと，瞑想をしても意味がないし，かえって本人を混乱させることだと思います。

表2 「ガン看護専門課程」での提言

	(1)	(2)	(3)	(4)	(5)
苦諦・現状の自覚	混乱に気づく	不条理への怒り	責任転嫁	知識不足	知性の喪失
集諦・原因の観察	恐怖に気づく	負い目に気付く	自己弁護	情緒沈没	たたり感情
滅諦・解決の目標	安心を望む	無条件の愛に	意味ある忍耐	悔いない	腹をきめる
道諦・患者の努力	役割の自覚	慈悲・許し	逃げない	学ぶ姿勢	祈り
看護者の努力	老心・慈悲	痛み・愛	同事	情報・信頼	祈り

4．「四聖諦」によるセルフ・コントロール

　そこで最後に「四聖諦によるセルフコントロール」。これは神奈川県立保健福祉大学でがん看護の専門課程という，現場経験が15年以上の人たちが半年くらい勉強するコースです。講義するために考えたものがこの「四聖諦によるセルフコントロール」というものでございます（表2）。

　まず，さっき申し上げたお釈迦様の最初の説教で，一生涯の説教の基本形である左の縦の列「苦諦，集諦，滅諦，道諦」，現状の自覚，原因の観察，解決の目標，そしてそれに向かって何をしたらいいか。この道諦のところを患者の努力と看護者の努力に分けましてセルフコントロールとして試みたのが（1）の列です。まず，がんなどになりますと本当に混乱します。私はがんにはならなかったけれどS字結腸から出血して，もう直腸がんで死ぬのかなと思ったことが今から20年近く前にありまして，そのときの体験でこういう問題を整理するのですけれども，本当にものすごい混乱になりますね。その混乱にまず気づく。自分は「混乱しているということに気づく」。

　その気づいたときにその原因は何だというと，それは恐怖心なのですね。いろいろな恐怖心が出てきます。身体部分を失う恐怖，経済の恐怖，家族の間のいろいろなトラブル，自分の生命が断絶する恐怖とか，仕事を失う恐怖とか，ものすごい恐怖が出てきますが，混乱に気づいてその原因の「恐怖に気づいて」，ではどうしたらいいかというので「安心という方向を目指そう」とする。そのときに患者の努力すべきことに自分の「役割に気づく」，患者として今，何をすべきなのか。あるいは患者自身も夫であったり，妻であったり，父親であったりします。あるいは社長であったりとか，そういう自分

の役割，特にどういう治療をすべきかというのは役割だと思うのですが，そして看護者の方の相手に対する「慈悲やいたわりの心」，共感の態度なのです。こんなことは当たり前のことのように思うのですけれども，それが自覚になるということが問題解決に非常に大事だと思います。特に患者にとってそれを自覚し，言語化し，認識するということが，それがなかったら周りの人の介護も非常に難しくなります。

　それから（2）の列です。現状の自覚は「不条理への怒り」。これはもう本当に，何でうちの父ちゃんがこの年でがんになるのとか，そういう不条理の怒りというのが出てきます。その不条理の怒りは背景に「負い目」というのがある。ちょっと話が飛躍しているようでありますが，結局，精神的なトラブルです。夫婦の間とか家族の間とか，仕事とか，そういう関係で何らかの精神的なトラブル，日本人は負い目。よく罪意識などと言いますけれど，日本人は罪意識という言葉が合いませんので負い目と言っておきますが，それに対して「無条件の愛」というのが解決，つまり人は自分の都合で生まれてきたのじゃない。丸谷才一さんが言っているように「自分の都合で生まれてきたのじゃないのだから，自分の都合でなく死んでいくのが正しいと思うよ」，これが仏教の基本の視点ですから，そうすると無条件というものに気づく。その無条件に気づく手前には，夫婦や親子の間で「無条件の愛」というものがある。損得でなく支えてくれる。そういう無条件の愛があって無条件な存在に気づくわけです。そしてその方法は「慈悲」とか，お互いに「許し合う」ことですね。特に運命が許せない。その運命を許すためには，まず家族同士の許し合いが非常に重要ではないかと。

　それから（3）の列に行きまして，現状の自覚の中に「責任転嫁」というのが出てくるのです。だれかのせいにしたくなるのです。そのときに結局，中身は自己中，「自己弁護」。そうすると，それを解決するのは責任転嫁しないということは忍耐，その忍耐は「意味ある忍耐」です。自分がなぜこの病気にとか，手術しなければ，あるいは会社を1カ月も休んでというような，そういうときの意味ある忍耐。その意味ある忍耐から患者の努力は「逃げない」ということですね。そして家族の場合はさっき言った「同事」，相手に合わせる力，これが支えてくれるのではないか。

　（4）の列は「知識不足」。その知識不足の原因は，つまり「情緒に埋没」

しているから知識不足になりますが，それに対して「悔いなく努力しよう」と思ったときに「学ぶ姿勢」が出てくる．だから，多くの患者さんの日記やいろいろな事例を見ると，結局よかったと言える側にした人は大体この学ぶ，家庭医学事典を読んだり，そういう形で自分の病気を学んでいる人が周りを苦しめないで闘病することができると思うのです．看護者の方は「情報や信頼」を確立する．

（5）の列へ行って現状の自覚は「知性の喪失」．これは本当に知性の喪失になりますから，そのときにその喪失の裏側に実は「たたり感情」があります．日本の霊感商法はほとんどこのたたり感情です．私も娘が0歳のときに骨の病気になったときに，一番先に思ったのは先祖の墓と思いましたものね．先祖の墓って，お寺さんの先祖の墓は東京ですと400年以上ですから，江戸初期のものですから，みんな傷ついていますよ．玄関の方角，トイレの前に植えてはいけない木が植わっているのではないか．そんなことを見て歩いて，むなしいと気がつきましてね．だけれど，娘が病気になったときは，これだったのです．だから，私はそういう人を笑えないと思うのです．それは「知性の喪失」です．

だけれど，その状態のときに，たたり感情であったけれど，そこでそうではないと「腹を決めて」闘わなければいけない．知性によって闘わなければならないというのが，その問題解決の目標．そうすると闘うために必要なのは，やはり「祈り」です．祈りというのは心の方向ですね．祈りという心の方向を持つことによって，私たちは強い力が出てくる．

こういうように私はこのお釈迦さんの四聖諦という最初のお説教の構造，これでもってがん患者などとのセルフコントロールは説明はできるのではないかと思っているのです．実際に役に立つかどうかはわかりませんけれども，少なくとも指標にはなるだろうと思ってこんなことをやっているわけでございます．果たしてこの認知療法にどこまでお役に立つかわかりませんけれども，とりあえず私が行き着いた段階のものだけ紹介しまして責めを果たしたいと思います．どうもありがとうございました．

III

シンポジウム
「認知療法の中枢神経系基盤（あるいは生物学的基盤）
：神経画像の知見を中心に」

「BIO-PSYCHO-SOCIAL MODEL としての認知療法」

尾崎紀夫*

はじめに：認知を中心においたうつ病の説明概念

　うつ病の認知療法導入期には，治療者と患者の関係性を構築した上で，「うつ病とは何か」，「認知がどの様な意味を持っているか」に関して共通理解を持つ必要がある。筆者は，図1を用いてうつ病において否定的認知が中心的役割を果たしていることを説明している。すなわち，1) ストレスになる出来事（ストレスフルライフイベント）が複数生じる。2) 周りのサポートが不足するような状況（本人が「1人で抱え込む」場合も含む）が1) に重なる。その結果，3) ストレスフルライフイベントを対処している脳の機能を越えてしまい，機能不全に陥る。その結果，4) ものの見方（認知）が否定的になる。否定的認知の結果，5) ストレスが実際以上に大きく思え，6) 周囲のサポートも役に立たないように思える。その結果，7) 悪循環が生じ，この状態がうつ病であると説明している。

　うつ病の説明モデルを共有した上で，否定的認知によって環境が捉えられた結果，図1の5)，6)，7) の過程が生じていることを患者と確認する作業と，再発予防上1) と2) を回避するストレス対処行動を身につけること，が認知療法のプロセスにおいて重要であるが，この説明モデルは，単なる仮説的モデルではなく以下の様な証左に基礎づけられたものである。

　すなわち，うつ病発症にストレスフルライフイベント，ソーシャルサポートの欠除が関与していることは，前向きのコホート研究を含む多くの臨床研

---

*名古屋大学大学院医学系研究科精神医学分野

```
1) ストレスになる「きっかけ」が重なる
2) まわりのサポートが不足
3) 脳の機能不全
4) ものの見方が否定的になる
5) ストレスがとても大きく思える
6) まわりのサポートも役に立たないと思える
                                                    7)
```

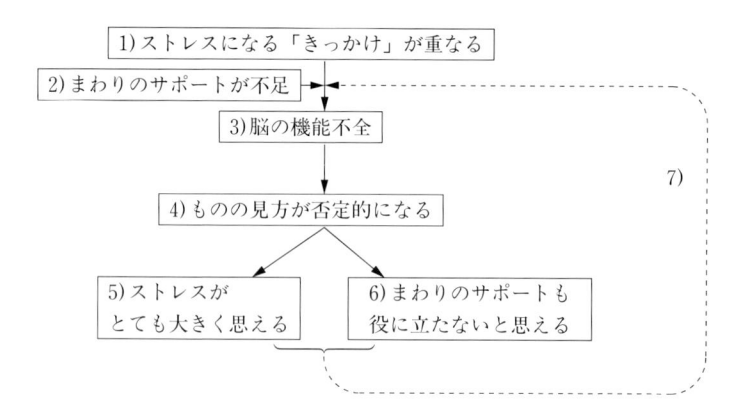

図1 「きっかけ」と「サポート」とうつ病の関係

究で立証されている[12]。また，うつ病期に生じる否定的認知に関する検証も数多いが，我々は，自己記入式質問紙である Temperament and Character Inventory (TCI)[4]を用いて測定されたうつ病患者の人格傾向が，うつ状態と正常化した時で変化するか否かに関して検討し，うつ状態においては損害回避（「悪いもの，害になるもの」を避けようとする傾向）が強く，うつ状態が正常化するにしたがい損害回避は軽減することを報告している。つまり，うつ状態の時は損害回避が顕著であるが，この人格傾向は治療によってうつ状態が軽減すると損害回避も目立たなくなる。この損害回避とは"予期懸念（取り越し苦労）と悲観主義"，"不確実性への恐れと焦り"といった傾向であり，うつ病に見られる否定的認知に繋がるものである。

この否定的認知で捉えられた環境は患者にとって「害となるもの」で，例えば，職場異動に伴って発症したうつ病患者は「この職場は向かない。この職場にいる限り私は元気にならない」と語る。ところが，うつ病が軽快して否定的認知が解消すると，「どうしてあんな風に考えていたのでしょう。今の職務内容は自分の得意分野ではないかもしれませんが，今の職場で自分なりにやれることもあります。同僚に助けを求めると，自分の評価が下がるのではないかと取り越し苦労をして，ついつい一人で抱え込んでいました。これからは自分ばかりで抱え込むのをやめて，皆と相談しながら仕事を進めていきます」といった表現に変わることを多くの臨床家は経験しているであろ

表1　うつ病患者が医療機関，特に精神科を受診しない理由

・こんなふうになったのは，「自分が駄目」なせいで，病気だと思えない
・調子が悪いのは，「環境（例えば職場）」のせいで，薬など医療で解決できるはずがない
・自分だけとんでもないことになっており，誰もわかってくれないし，解決の方法があると思えない
・からだの症状があるから，からだの病気に違いない
・精神科にかかるとまわりから変な目でみられるので，かかりたくない

⇩

1. 否定的認知が根底にある
2. 脳が関係していると考えにくい
3. 精神障害に対する誤解・偏見

う。

　また，この否定的認知は，医療受診を遅らせてしまう要因にもなりかねない（表1）。例えば，「今の状態は自分が弱いせいで引きおこされたもので，病気だとは思えない」，「調子が悪いのは職場に原因があるから，薬など医療で解決できるはずがない」，「自分のつらさは他人にはわからないし，解決方法があるとは思えない」といった否定的認知が医療受診を拒否する根底にある。たとえ，受診には至っても，治療者との関係性の構築が妨げられ，治療コンプライアンスが悪化しがちである。さらには，患者は，現在の状態に関して心因論的解釈に傾くため，脳が関係している生物学的事柄と考えにくいため自分を医療（薬物などの生物学的治療法）の対象とは捉えられない。さらに精神障害に対する誤解や偏見も受診を妨げる大きな要素と考えられる。

　上述した認知療法導入期に呈示するうつ病の説明モデルでは，否定的認知をもたらすのは，3）脳の機能不全と説明し，心と脳を一体化した考え方を取っている。ところが，従来の精神障害の分類では，原因に基づく三分類がなされ，内因性精神障害は素因すなわち遺伝的な要因によるものであり，心因性精神障害は心理的要因により，外因性精神障害は脳を含む体の病変か中毒性物質が要因となる精神障害と区分されていた。すなわち「遺伝か環境か」，「心か脳か」という二分法に基づくものであった（表2）。

　しかし，双生児研究を中心とした遺伝疫学的研究によって，精神障害の発症には「遺伝も環境も」関係していることが判明し，その結果，正確な遺伝

表2　従来の精神科診断分類とその問題点

・原因に基づく三分類
　　―内因：素因すなわち遺伝的な原因
　　―心因：心理的原因
　　―外因：脳を含む身体の病変か中毒性物質が原因
・「遺伝か環境か」,「身体(脳)か心か」という二分法
・原因分類の根拠は？
　　―「遺伝も環境も」発症に関係することが立証
　　―「脳と心の関係性が確認」：向精神薬だけでなく,認知療法などの精神療法も,その効果に脳が関係していることが神経画像によって立証

情報によって極端な遺伝因仮説や養育因仮説に基づく誤解を解消すると同時に心理社会的サポートを行う「遺伝カウンセリング」が重要視されている[11]。また,古くから「心か脳か」という問題も常に大きな議論の対象となってきたが,近年の神経科学は「人と人との関係性」を含む複雑な心の動きを対象として,「心と脳」の関係性を解き明かす時代が到来している[7]。

したがって,現在の精神医学は,内因,心因,外因といった分類法から脱却し,「心と脳」そして「遺伝と環境」の双方を視野に入れた bio-psycho-social な観点が重視されている[10]。この様な bio-psycho-social な観点から,認知療法をはじめとする心理社会的治療法の中枢神経系基盤に関する報告が蓄積されつつあり,「心と脳」の接点として本シンポジウムを企画した次第である。

「心因」であるストレッサーがどの様に脳に影響を与えてうつ病発症に至るのか？

「心と脳」の関係性の例として,図1のうつ病の説明モデルで示した「脳の機能不全」に対して,「心因」であるストレッサーがどの様なメカニズムで作用を示し,うつ病発症に至るのかを以下に紹介する。

ストレッサーが負荷されると,それに反応して何らかのストレス対処行動が生じることによってストレッサーの影響が調節される脳内メカニズムが判明しつつある[1]。すなわち,ストレッサーを感知すると,背側縫線核から脳の前方へ延びるセロトニン(5-HT)ニューロンが賦活化される。その結果,

行動や情動の制御が破綻し，これがうつ病の状態になると考えられる。

　ストレス対処行動を決定する前頭前野に影響が及び，ストレス対処行動が決定される。前頭前野の状態は，フィードバック経路によって背側縫線核に伝えられる。この一連の経路が，ストレッサーと対処行動，フィードバック経路の仕組みである。

　一方，ストレッサーの強度が高いなどの理由により，5-HTニューロンの制御が不十分になると，ストレス対処行動の決定が破綻し，その結果，背側縫線核へのフィードバックも困難になり，行動や情動が不安定になり，これがうつ病の状態と考えられ，まさに図1で示したストレッサーと脳の機能不全から対処行動の破綻，そしてうつ病の諸症状形成という経路が示されている。

　また，副腎皮質ホルモンであるコルチコステロイドは，ストレス反応系として着目されてきた。物理的ストレスのみならず心理的あるいは対人的ストレッサーによってもコルチコステロイドが産生されるが，うつ病ではこのコルチコステロイド産生の制御が不十分で過剰反応状態になっていることが判明している。また，コルチコステロイドは脳に対しては神経栄養因子(BDNF)を減らし，その結果，認知に大きな働きをしている海馬での神経細胞新生を抑えてしまう。したがって，コルチコステロイドというストレスホルモンを介して心理的ストレスが脳，そして認知に影響を与えていることが判明している[2]。

　一方，養育体験がうつ病発症とも関連していることが臨床的に確認されているが，養育体験が成長後のストレス反応性に影響する分子的メカニズムも判明している。すなわち，生後すぐに母子分離したラットでは，脳内におけるコルチコステロイドの受容体の発現量が減少する結果としてストレス脆弱性が獲得され，成熟後も継続する。このストレス脆弱性獲得機構は，母の養育を受けるとコルチコステロイド受容体遺伝子を発現させる信号（メチル化）がDNAに対して作動するが，母から分離されたラットではこの信号がブロックされ，その結果，コルチコステロイド受容体遺伝子が十分に発現しないことで生じることが判明している。この様な遺伝子と環境の相互作用がうつ病の発症と密接に関係していることが臨床的にも分子レベルでも判明している[9]。

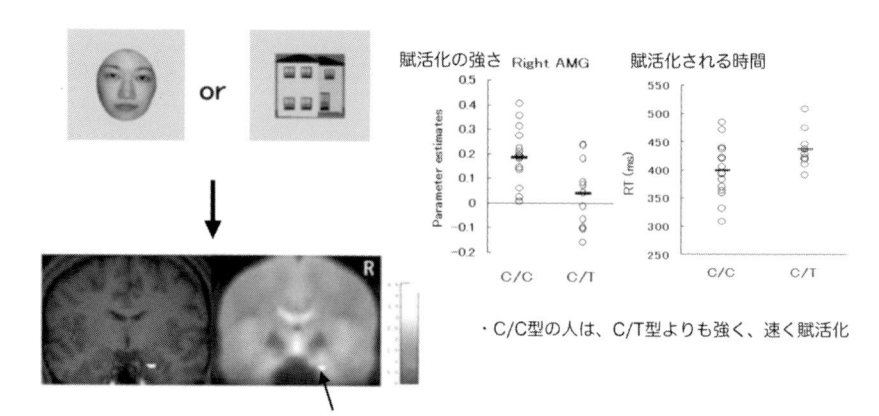

図2 「家の図か表情か」を認知する際は右扁桃核（情動記憶）が賦活され，個人差に5-HT$_{3A}$遺伝子多型 C178T が関与[6]

認知療法の中枢神経系基盤

　これまで述べた様に，基礎的，臨床的に検討され「心と脳」の関係性が明らかにされつつあり，「心と脳」を統合する研究の方向性に従い，認知療法という心理社会的治療法の効果に中枢神経系基盤があることが明らかになりつつある。認知療法の中枢神経系基盤解明に際して最も有用な方法は，中枢神経系の機能画像であり，特定の部位の機能を脳血流の変化として捉えられる functional MRI (fMRI) と，fMRI に比べると空間解像度においては劣るが脳内の多様な分子の変化を捉えることができる positron emission tomography (PET) が使われている。

　例えば，我々が他者の表情を認知することは対人関係を形成する上で基本的な要素であるが，表情を認知するときに，情動や社会性に関与する脳部位である扁桃体が賦活化されることが fMRI を利用すると明確化される（図2）。また，この表情認知時に賦活される扁桃体活動の，強さと速さには個人差があるが，この個人差には，情動に関与する 5-HT$_{3A}$受容体の遺伝子多型 C178T のタイプが関連していることを我々は明らかにしている[6]。

　さて，認知療法の中枢神経系基盤を明確化させた研究の中でも，症状に関

連して過剰活動していた部位が認知療法によって正常化することを明らかにした例として，蜘蛛恐怖症に対して認知療法を行った際にfMRIを使って検討した結果が挙げられる[13]。この報告によると，蜘蛛恐怖症の患者に蜘蛛の絵を見せた際，恐怖などの情動を意識的にコントロールしようとする部位である背内側前頭前野と恐怖記憶に関連する海馬傍回が過剰に賦活化される。しかし，認知療法による治療が成功した症例は背外側前頭前野や海馬傍回の過剰賦活は蜘蛛を見ても生じないことが明らかにされた。

　恐怖症は，蜘蛛のような特定の外的刺激によって症状が引きおこされ，認知療法に際しても，暴露療法的に蜘蛛という外的刺激に対する認知を治療する。したがって，前述した例のように，蜘蛛の写真を見た際に起こる中枢神経系の変化を特定し，この変化が認知療法によって正常化することを確認することができる。

　一方，うつ病に対する認知療法の中枢神経系基盤を確認するには，恐怖症とは異なり，特定の刺激に対する中枢の即時的な変化を確認するのではなく，認知療法の前後である程度持続性のある中枢神経系の機能的変化を捉えることが中心になる。特に，現在，着目されているのは，抗うつ薬と認知療法の臨床的な治療効果に関して，以下に述べるような差異があるが，それを反映する中枢神経系の基盤を明らかにすることができるのか？という点である。

　臨床的に明確化された認知療法と薬物療法の治療効果における差異の第一は，再発予防効果に関する認知療法の優位性である。すなわち，抗うつ薬は投与中においては，確かに再発予防効果を持つが，中止すれば再発予防効果も消失する。一方，認知療法で有効であった例は，治療終了後も再発予防効果が持続する。例えば，104例の中等度以上のうつ病症例を対象として，抗うつ薬によって寛解状態になった薬物治療反応例を薬物治療継続群（34例）とプラセボ群（35例）に無作為に割り付けし，12ヶ月間における再発率を認知療法により寛解状態に至った症例（35例）との比較がなされている。その結果，認知療法反応群の再発率（30.8％）はプラセボ群（76.2％）と比較して有意（p＝0.004）に低く，認知療法反応群の再発率は薬物治療継続群の再発率（47.2％）と有意差が見られなかった[5]。したがって，再発予防といううつ病において大きな意義を持つ効果の中枢神経系基盤が判明すれ

ば，再発の機序や，より良い再発予防策の開発にも繋げることが可能であると考え得る。

また，うつ病の発症にはある種の養育体験が危険因子として働くことが判明しており，養育体験がどの様な分子基盤を持ってストレス脆弱性に関与しうるかについては前述したとおりである。養育体験の中でも，幼小児期の虐待という強い負荷をかけられ慢性うつ病となった人を対象に，抗うつ薬セロトニンノルアドレナリン再取り込み阻害薬（SNRI）である nefazodone と認知療法の一種である cognitive behavioral analysis system of psychotherapy（CBASP）を用いて，その治療効果を比較した検討結果も報告されている[8]。その結果，虐待を受けて慢性うつ病となっている場合，CBASP の治療効果は SNRI に優るとの結果を得ている。

この様な抗うつ薬と認知療法の臨床効果の違いを中枢神経系の基盤に求めた検討も最近，増えている。例えば，認知療法を行なって治療効果のあったうつ病患者（14 例）と SSRI による治療を受け治療効果のあったうつ病患者（13 例）を対象に，治療前後の脳の糖代謝の変化を PET によって比較検討した報告がなされている[3]。治療法に拘わらず同様の変化を見せている部位もあるが，一方で認知療法により特異的な変化が，海馬と前頭前野に見られている。海馬は記憶をコード化し，認知した事象との照合を行う部位であり，前頭前野は認知からの対処行動の決定部位であることを考えると，興味深い。

最後に：認知療法の中枢神経系基盤解明が目指すもの

今後，認知療法の中枢神経系基盤が解明されることがどの様な意味を持つかを最後にまとめておきたい。第 1 に臨床的な意味として，神経画像などを用いて患者の状態を把握して，認知療法を行うべき症例の選択が可能になり，各患者にあった治療法を適切に選択することができる。第 2 に，認知療法と薬物療法を比較検討しながら，互いの利点を生かした，より良い治療法を開発することができる。さらに，精神障害の病態を bio-psycho-social な視点から解明することで，心と脳の関係が明確化して精神障害に対する誤解や偏見を解消することができれば，その意義は一層深まるのではないだろう

か。

■文　献

1) Amat J, Baratta MV, Paul E, et al : Medial prefrontal cortex determines how stressor controllability affects behavior and dorsal raphe nucleus. Nat Neurosci 8 : 365-371, 2005.
2) Angelucci F, Brene S, Mathe AA : BDNF in schizophrenia, depression and corresponding animal models. Mol Psychiatry 10 : 345-352, 2005.
3) Goldapple K, Segal Z, Garson C, et al : Modulation of cortical-limbic pathways in major depression : treatment-specific effects of cognitive behavior therapy. Arch Gen Psychiatry 61 : 34-41, 2004.
4) Hirano S, Sato T, Narita T, et al : Evaluating the state dependency of the Temperament and Character Inventory dimensions in patients with major depression : a methodological contribution. J Affect Disord 69 : 31-38, 2002.
5) Hollon SD, DeRubeis RJ, Shelton RC, et al : Prevention of relapse following cognitive therapy vs medications in moderate to severe depression. Arch Gen Psychiatry 62 : 417-422, 2005.
6) Iidaka T, Ozaki N, Matsumoto A, et al : A variant C 178 T in the regulatory region of the serotonin receptor gene HTR 3 A modulates neural activation in the human amygdala. J Neurosci 25 : 6460-6466, 2005.
7) Kandel ER : Biology and the future of psychoanalysis : a new intellectual framework for psychiatry revisited. Am J Psychiatry 156 : 505-24, 1999.
8) Nemeroff CB, Heim CM, Thase ME, et al : Differential responses to psychotherapy versus pharmacotherapy in patients with chronic forms of major depression and childhood trauma. Proc Natl Acad Sci U S A 100 : 14293-14296, 2003.
9) 尾崎紀夫： 遺伝と環境がうつ病において果たす役割：ゲノム医学によるうつ病克服を目指して．脳と精神の医学 15：38-44, 2004.
10) 尾崎紀夫： 精神障害の診断体系と病因論について．ヒューマンサイエンス 16：18-21, 2005.
11) 尾崎紀夫： 統合失調症に関する遺伝カウンセリングとゲノム研究の重要性―誤解・偏見と難治性の克服を目指して．児童青年精神医学とその近接領域（0289-0968）46：241-247, 2005.

12) 尾崎紀夫, 岩田仲生, 内藤宏, 他：うつ病の発症・経過において環境の果たす役割—職場環境からうつ病対策を考える—産業精神保健 11：360-367, 2003.
13) Paquette V, Levesque J, Mensour B, et al："Change the mind and you change the brain"：effects of cognitive-behavioral therapy on the neural correlates of spider phobia. Neuroimage 18：401-409, 2003.

「統合失調症における非薬理学的介入の効果の脳基盤」

笠井清登*

1. はじめに

統合失調症に対する非薬理学的介入の効果研究を整理する際に，研究によってターゲットとする病態階層が異なっていることに注意しなければならない。ここでは統合失調症の病態構造を，非薬理学的介入のターゲットという観点から，1）精神症状（特に陽性症状），2）認知機能障害（言語性記憶，実行機能，注意など），3）情動・意欲障害，4）保持されている機能（手続き記憶など）に分類して議論を進める。これらのうち，統合失調症の社会生活機能障害との関連については，2）3）は強く，1）は比較的弱いことが知られており，4）についてはまだ検討がなされていない。

統合失調症の非薬理学的介入のうち，特に陽性症状を改善させようとするものがいわゆる狭義のcognitive behavioral therapy (CBT) である[2]。次に，認知機能という統合失調症において障害が強い機能に直接働きかけてその一部を改善させるアプローチがcognitive rehabilitation/remediationである。この中でパッケージとして確立されているものに，BrennerらのIntegral psychological therapy (IPT)[1]，Hogartyらのcognitive enhancement therapy (CET)[3]，Wykesらのcognitive remediation therapy (CRT)[14,15]が知られている。その他，社会生活機能に注目し，社会生活技能訓練（social skills training, SST）によって改善しようとするのがLibermanらに始まる立場である[8]。

---

*東京大学医学部附属病院精神神経科

これらの非薬理学的介入の効果を脳機能画像で検討した研究について紹介していくが，狭義の精神病症状を改善するCBTの前後で脳機能変化を検討した研究はまだない。このため，cognitive rehabilitation/remediationとSSTに関する検討を紹介する。

2．cognitive rehabilitation/remediation による脳機能変化

Penadesら[9]は，single photon emission computed tomography (SPECT) を用いて，IPT前後の脳機能変化を計測している。対象は8名の統合失調症で，平均年齢30代，比較的罹病期間が長く，陰性症状中心の患者群であった。介入方法として，IPTのneuropsychological subprogramを採用しており，比較的要素的な認知機能の方略をトレーニングするプログラムを12週間実施した。脳機能として，ロンドン塔課題を施行中のSPECT画像をベースラインと12週後の2時点で計測している。両側前頭葉前野に関心領域を設定し，IPT前後の比較をしたところ，プログラム期間後に右前頭前野の血流が有意に上昇したとしている。このことは，統合失調症の前頭葉低賦活 (hypofrontality) がcognitive rehabilitation/remediationによって一部改善を認めることを示唆している。

Wykesら[14,15]は，実行機能・記憶課題における有効な情報処理ストラテジーの利用をトレーニングするCRTを12週間実施し，その前後で2-back課題施行時の機能的MRI (fMRI) を計測している。対象は統合失調症患者12名（CRT群6名，作業療法群6名）および健常対照者6名であった。その結果，健常対照群ではプログラム前後で下前頭回の賦活が減少したのに対し，統合失調症CRT群ではそれが上昇していた。

Wexlerら[13]は，fMRIを用いて言語性ワーキングメモリトレーニングの効果を検討している。対象は統合失調症8名で，平均年齢46歳，平均で入院を5回以上繰り返している慢性ケースである。言語性ワーキングメモリ課題を10週間施行した前後でfMRIを計測した。その結果，課題成績は3名で改善し，残りの5名では余り改善しなかった。さらに，トレーニングによる課題成績の改善とfMRIにおける左下前頭回の賦活の改善が有意な相関

を示した。トレーニングによる脳機能改善の強かった1名において，トレーニング期間終了から5週間後にfMRIの計測を行ったところ，左下前頭回の賦活が保たれていた。

このように，サンプル数の小さい予備的な報告が多いものの，cognitive rehabilitation/mediationトレーニングによって，少なくとも一部の患者で前頭葉機能が改善することが報告されている。

3．社会生活機能の改善の脳基盤

われわれは，SSTによる社会生活技能の獲得を，ベースラインにおける認知機能指標が予測するかどうかを検討している。ベースラインの認知機能評価として，音素刺激の変化に対して誘発される事象関連電位成分（mismatch negativity；MMN）を測定した[4]。Libermanらの開発した服薬自己管理モジュールを12週間施行し，池淵，安西らの開発したロールプレーテストを用いて社会生活技能を評価した。その結果，MMNの振幅が高いほど12週間後の社会生活技能の改善度が大きいことが示された[6]。このことは，音素刺激に対するMMNが統合失調症のSSTによる社会生活技能改善を予測する認知機能指標として有望であることを示唆する。

4．統合失調症の情動・意欲障害への介入の可能性

統合失調症における認知機能障害の重要性は論をまたないが，それとはある程度独立して存在し，社会機能レベルと深く関連すると考えられる情動・意欲障害への注目も重要である。われわれの神経画像による検討でも，前部帯状回・島回・側頭極といった内側前頭葉・傍辺縁系領域の障害が，統合失調症の情動・意欲障害に関連していることが明らかにされている[5,16,17]。

統合失調症の情動・意欲障害の解明がおくれている要因の1つは，これらを客観的に評価する臨床指標がないことである。統合失調症の非薬理学的介入においては，情動・意欲の改善も目指す必要があるため，客観的な指標の開発が急務である。われわれは予備的な検討としてリハビリテーションプログラムへの参加の積極性を評価する指標を開発した[11]。SSTに参加してい

る統合失調症群で評価すると，参加の積極性指標は陽性症状や認知機能と関係が乏しいことがわかっており，情動・意欲障害を独立に客観的に評価する必要があることが示唆される。

予備的な薬理学的効果の検討ではあるが，Stipら[10]は，情動を賦活させる視覚刺激を用いたfMRIパラダイムで，統合失調症におけるクェチアピン投与前後の脳機能を計測している。その結果，クェチアピン投与により，有意な内側前頭皮質・眼窩前頭皮質の賦活が見出された。統合失調症の非薬理学的介入においても，情動・意欲障害の改善をターゲットとし，その効果を客観的に評価するために神経画像を用いることが期待される。

5. 統合失調症の保持されている機能への注目

統合失調症の脳機能障害は，認知・情動・意欲いずれの側面にも及ぶが，比較的残存している機能も，リハビリテーションのターゲット・メディエーターとして注目すべきである。われわれは，統合失調症における障害が著しい陳述的記憶と対照される，非陳述的記憶である手続き記憶について検討した。手続き記憶の評価には鏡映文字読み取り課題を行った。その結果，統合失調症患者においては，言語性記憶の障害は著しいものの，手続き記憶は健常者とほぼ同等であることが示された[12]。さらに，統合失調症における手続き記憶得点は，SSTによる社会生活技能の改善のうち，言語を介さない技能と有意な相関を示し，言語を介する技能とは関連が乏しいことが示された[7]。手続き記憶のように統合失調症で保たれる非陳述的機能が，社会機能レベルの基盤の1つになっている可能性がある。

6. まとめと今後の展望

統合失調症における非薬理学的介入の効果を脳機能計測によって明らかにする研究は，研究デザイン上の困難もあってまだ少ないが，神経心理課題トレーニング後の前頭前野の血流改善の報告，事象関連電位MMNによるSSTの効果の予測の報告などがある。今後，コントロール群を設定し，サンプルサイズを増やした統制研究の推進が必要である。CBTやcognitive rehabilitation/remediation のみならず，情動・意欲障害の改善をターゲットとした介入やそのための客観的な評価法の開発が必要である．さらに，比較的保たれている手続き記憶・プライミングといった非陳述的・意識下の情報処理への注目が，科学的な介入法の開発に重要であろう．薬理学的・非薬理学的介入による脳機能改善プロフィールの共通点・相違点について明らかとなれば，複数の介入法を組み合わせて最大の効果を挙げる方法の開発につながると思われる．

　神経画像の役割は，非薬理学的介入の脳基盤を知るためだけではなく，最終的には1名1名の当事者への介入法の選択，効果判定指標として用いられることにある．この点で，簡便で繰り返し測定が可能な近赤外線スペクトロスコピーなどを用いた臨床応用・個別化のための検討が重要となるであろう．

■文　献

1) Brenner HD, Hodel B, Roder V, et al：Treatment of cognitive dysfunctions and behavioral deficits in schizophrenia. Schizophr Bull 18：21-26, 1992.
2) Butler AC, Chapman JE, Forman EM, et al：The empirical status of cognitive-behavioral therapy: a review of meta-analyses. Clin Psychol Rev 26：17-31, 2006.
3) Hogarty GE, Flesher S：Practice principles of cognitive enhancement therapy for schizophrenia. Schizophr Bull 25：693-708, 1999.
4) Kasai K, Nakagome K, Itoh K, et al：Impaired cortical network for preattentive detection of change in speech sounds in schizophrenia: a high-resolution event-related potential study. Am J Psychiatry 159：546-553, 2002.
5) Kasai K, Shenton ME, Salisbury DF, et al：Differences and similarities in insular and temporal pole MRI gray matter volume abnormalities in first-episode schizophrenia and affective psychosis. Arch Gen Psychiatry 60：1069-1077, 2003.
6) Kawakubo Y, Kasai K, Rogers MA, et al：Phonetic mismatch negativity predicts social skills acquisition in schizophrenia. Psychiatry Res, in press.
7) Kawakubo Y, Rogers MA, Kasai K: Procedural memory predicts social skills in persons with schizophrenia. J Nerv Ment Dis, in press.

8) Marder SR, Wirshing WC, Mintz J, et al : Two-year outcome of social skills training and group psychotherapy for outpatients with schizophrenia. Am J Psychiatry 153 : 1585-1592, 1996.
9) Penades R, Boget T, Lomena F, et al : Could the hypofrontality pattern in schizophrenia be modified through neuropsychological rehabilitation? Acta Psychiatr Scand 105 : 202-208, 2002.
10) Stip E, Fahim C, Mancini-Marie A, et al : Restoration of frontal activation during a treatment with quetiapine: an fMRI study of blunted affect in schizophrenia. Prog Neuropsychopharmacol Biol Psychiatry 29 : 21-26, 2005.
11) 渡辺明, 笠井清登, 舳松克代, 他: 精神分裂病患者の社会生活技能訓練 (SST) への参加の積極性 (Level of Participation) —認知機能, 精神症状との関係—. 精神医学 42 : 801-807, 2000.
12) Watanabe A, Kasai K, Nagakubo S, et al : Verbal and procedural memory in schizophrenia with milder symptoms: implications for psychosocial intervention. Schizophr Res 53 : 263-265, 2002.
13) Wexler BE, Anderson M, Fulbright RK, et al : Preliminary evidence of improved verbal working memory performance and normalization of task-related frontal lobe activation in schizophrenia following cognitive exercises. Am J Psychiatry 157 : 1694-1697, 2000.
14) Wykes T : What are we changing with neurocognitive rehabilitation? Illustrations from two single cases of changes in neuropsychological performance and brain systems as measured by SPECT. Schizophr Res 34 : 77-86, 1998.
15) Wykes T, Brammer M, Mellers J, et al : Effects on the brain of a psychological treatment: cognitive remediation therapy: functional magnetic resonance imaging in schizophrenia. Br J Psychiatry 181 : 144-152, 2002.
16) Yamasue H, Fukui T, Fukuda R, et al : N-acetyl aspartate to Choline ratio and gray matter volume of the anterior cingulate cortex in schizophrenia. Neuroreport 13 : 2133-2137, 2002.
17) Yamasue H, Iwanami A, Hirayasu Y, et al : Localized volume reduction in prefrontal, temporolimbic, and paralimbic regions in schizophrenia: an MRI parcellation study. Psychiatry Res Neuroimaging 131 : 195-207, 2004.

「PTSD の脳神経基盤と認知療法の効果発現」

山末英典*，笠井清登*，加藤進昌*

PTSD とは

　PTSD (Post-traumatic stress disorder：心的外傷後ストレス性障害) は，大地震などの自然災害や戦争体験，さらには近年増加しているテロ事件など，強い心理的ストレスを生じうる体験が病因として定義される心因性の精神疾患である。すなわち PTSD は，強い恐怖，無力感，戦慄を伴い，生命又は身体の保全に迫るような出来事（心的外傷体験）によって，ふとしたきっかけでその光景や生々しい感情がよみがえってきたり（再体験症状），心的外傷を想起させるような場所や行事などを過度に避けたり（回避症状），悪夢にうなされて不眠になったり，びくびくと不安・緊張の強い状態が続く（過覚醒症状）などの様々な症状が出現する疾患と定義される。精神医学全般において，力動的精神医学では無意識の心理機制を，生物学的精神医学では遺伝的脆弱性などを，個体側の精神疾患への素因として想定し，その一方で，精神疾患の成立機序として環境要因は軽視される傾向にあった。それに対し，PTSD は疾患の定義に病因が含まれる唯一の機能性精神疾患であり，環境要因が強調されていることに最大の特徴があるといえる。近年我が国でも，災害精神医学や補償，性暴力被害などの観点から PTSD に関心が寄せられ，マスメディアなどで扱われる機会も増えた。そして近年では，イラクで日本人ボランティアが監禁されて日本中の注目を集めた事件や，新潟中越地震などにおいても，PTSD という病名が広く報道されていた。今や

---

*東京大学大学院医学系研究科脳神経医学専攻精神医学分野

PTSDは，精神医学の領域を超えて，むしろ精神科医よりも一般社会からの注目を集めているような傾向がある。しかし，決して最近急に出現してきた病気というわけではない。むしろ，こうした現象は，以前は病気とは考えられていなかったが，被害者をその苦しみから救済する枠組みとして，病気という概念を利用しよう，というのがその実情であろう。米国におけるベトナム戦争帰還兵への補償など，これまでのPTSDの定義の変遷には，社会的な側面が絡み合っている。一方，生物学的精神医学の領域では，環境要因としてのストレスが生体に与える影響を検討するという観点からPTSDが注目され，世界中で研究されてきている。すなわちストレスによって引き起こされるこころの病であるPTSDにおいても，その背景には脳の機能不全が関与していると考えられてきている。

PTSDの脳基盤

現在，人間の脳の構造や機能に関する多くの情報は，最近20年間の脳画像技術の進歩によって，ほとんど無侵襲に得ることが出来るようになっている。核磁気共鳴画像 (magnetic resonance imaging；MRI) やポジトロン断層法 (positron emission tomography；PET)，さらに最近多く用いられている磁気共鳴機能画像法 (functional magnetic resonance imaging；f-MRI) などの技術が，認知神経化学や精神医学の分野で広く応用されている。PTSDのような機能性精神障害は，本来，脳器質基盤がないことがその定義に含まれている（図1）。しかし，この10年間に脳画像技術や画像解析技術の進歩によって，たとえ機能性精神障害であっても，統合失調症やうつ病および躁うつ病といった内因性の精神疾患では，上側頭回灰白質体積の減少や海馬体積減少などの，脳形態レベルでの異常が繰り返し報告されるようになった[10,21]。

しかし，内因性精神疾患は，個々人の素因が主に関与して精神疾患を発症するものであると考えられていて，精神疾患への素因の背景として微細な脳形態異常が存在することは比較的想像し易い。それに対して，心的外傷という外因によって引き起こされるPTSDは，本来は異常な体験によって誰にでも起こりうる正常な反応であるとされていた。しかし一方で，PTSDの

```
                    PTSD (Post-traumatic stress disorder)
                            ┌── Organic-
              Psychiatric ──┤
               disorders    └── Functional-
                                 Endogenous
                                   Schizophrenia
                                   Mood disorder
                                 Psychogenic
                                   PTSD
```

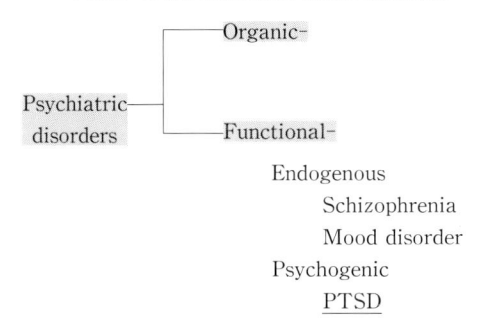

図1　精神疾患の分類

精神疾患（Psychiatric disorders）は，まず脳器質基盤の有無によって器質性（Organic）精神疾患と機能性（Functional）精神疾患に分類される。機能性精神疾患は，さらに，個体の素因が重視される内因性（Endogeneous）精神疾患と，病因として心的要因が想定される心因性（外因性）（Psychogenic）精神疾患に分類される。

発症率は，体験の種類や強度によって幅があるが，外傷体験が生じた人々の中の5％～40数％程度であると報告されている[18]。すなわち，異常な外傷体験を経験しても，そしてその体験が極めて強いものであっても，その大部分の被害者はPTSDを発症しない。そのため，このPTSD発症の有無の個体差に関与する要因を明らかにするべく，世界中で研究が行われてきた。そして，これまでに行われてきた脳画像研究の結果からは，本来は心因性精神疾患に分類されるPTSDにおいても，その病態の背景には脳における神経生物学的基盤が存在することが示唆されている。

　ここで，形態画像研究で扱われる脳形態の個人差について，いったいどんなものを反映するのかを簡潔に述べる。局所の脳灰白質体積は，大脳皮質を構成する神経細胞体の数や大きさ，あるいは細胞体同士を連絡する軸索や樹状突起といった構造物の総和を反映し，脳の情報処理能力のキャパシティーを反映していると考えられる。双生児研究の結果から，健常成人の脳灰白質体積などの個人差は，遺伝的な要因でその80％以上が説明されることが分かってきている[3]。したがって，もしも心因性の精神疾患であるPTSDに脳形態異常所見があると，心因性の精神疾患であっても，外傷体験の以前から遺伝や発達早期の環境要因によってその素因が形成され，潜在しているのだ

ということが考えられる。そうだとすると，そうした素因を持っている個人が外傷体験に遭遇した場合に PTSD を発症しているということになる。またその一方で，外傷体験やその後の強烈なストレスの影響などで，例外的な神経組織の減少が後天的に起こっている可能性も考えるべきであろう。

PTSD の形態学的 MRI 研究

　高解像度 MRI を用いた関心領域の体積測定法が PTSD 研究にも応用され，1995 年頃より海馬体積減少所見が報告された[4]。PTSD の定義上，海馬体積減少はストレスなどの環境要因が脳形態に変化をもたらす可能性を示唆する，画期的な所見として注目された。しかし，これまで海馬体積減少は，戦闘体験や被虐待体験などの慢性的な外傷体験による PTSD で，うつ病やアルコール・物質関連障害の合併も高率な患者群での報告が多い。それに対して，交通事故やテロ事件などの急性で一度限りの外傷体験による PTSD や，戦闘体験による PTSD でもうつ病やアルコール関連障害の影響を除外した研究では海馬体積減少が認められていない。比較的急性で単回の外傷体験による，合併症の影響も少ない PTSD や PTSD 症状の一部を認める患者でも，海馬あるいは扁桃体の体積減少を認めたとする最近の報告もあるものの，こうした外傷体験の性質や，合併症の影響は十分に考慮されるべきであろう。

　また，海馬体積減少の成因や出現時期についても議論がなされてきた。当初は，海馬体積減少が，外傷体験や PTSD 罹患によって生じた萎縮であると考えられることも多かった。この点について Gilbertson ら[7]は，戦闘体験による PTSD 男性 17 名と外傷体験に曝露していないその一卵性双生児の同胞，戦闘体験に曝露したが PTSD を発症しなかった 23 名と外傷体験への曝露のない一卵性双生児の同胞に脳形態解析を行った。その結果，PTSD 罹患群とその同一の遺伝背景を有する双生児対とに外傷体験の有無による海馬体積の差はなく，PTSD 罹患群とその双生児対は，共に PTSD 非罹患群とその双生児対よりも海馬体積が有意に小さかったという。さらに，PTSD 症状の重症度は，PTSD 患者のみならず，外傷体験に曝露していない患者と同一の遺伝背景を持つ双生児対の海馬体積とも相関を示したと報告した。

これらの結果は，遺伝的な要因から海馬の小さい個体で外傷体験後のPTSDへの罹患危険が増し，さらに生来の海馬体積が罹患後のPTSD症状の重症度まで予見することを示唆する，画期的な所見と考えられた。また，急性の外傷体験の直後でも海馬体積減少を認めたとするWignallらの報告[21]もこの見解を支持すると考えられる。しかし，その一方で，重度の熱傷患者で，PTSDの有無に関わらず海馬体積減少を見出し，極めて強いストレスによる海馬の萎縮を示唆する最近の報告もあり，見解の一致には至らない。

　著者らの研究グループでは，1995年に東京で起きた地下鉄サリン事件の被害者の方々にご協力を頂き，脳画像解析などを用いた研究プロジェクトを行なってきた。この事件では，事件から年余を経た後も，多くの被害者の方がさまざまな症状に苦しんだ事が知られている。著者らは，事件後5～6年の期間に，PTSDの診断基準を満たしたサリン事件被害者9名と事件後PTSD症状が出現しなかった16名の同事件被害者を対象に，voxel-based morphometry（VBM）による全脳の自動形態解析を行なった。これらの被験者では，アルコール関連障害患者は除外し，うつ病の合併もPTSD群のうち1名で認めたのみであった。その結果，事件後にPTSDを発症した被害者では，PTSDを生じなかった被害者に比べて，左前部帯状皮質（Anterior Cingulate Cortex: ACC）の灰白質体積が有意に小さいという所見が得られた[23]（図2）。さらにこのPTSD群におけるACC体積減少は，PTSDの重症度および事象関連電位P300振幅の減衰[2]と有意な相関を示した（図3）。また，このACCの体積減少部位と隣接する帯状束の領域では，白質線維内の水分子の拡散異常が認められた[1]。しかし海馬も含めたそれ以外の脳部位での体積減少は認められなかった。VBMは各個人のMRI画像データを標準脳座標上に変換する事で，自動的に全脳の形態学的解析を細かな画素の単位で行なう事が出来る，比較的新しい方法である。仮説に基づいた関心領域のみを手書きで計測する従来の方法と対照的に，広範な部位を自動的に解析でき，測定者の違いに左右されないという特徴がある。すでに内因性精神病については多くの研究でVBMが用いられ，従来の関心領域法で報告された異常部位に加えて，外側前頭前野やACCといった，これまで関心領域法ではあまり検討されていなかった部位についても異常所見が繰り返し報

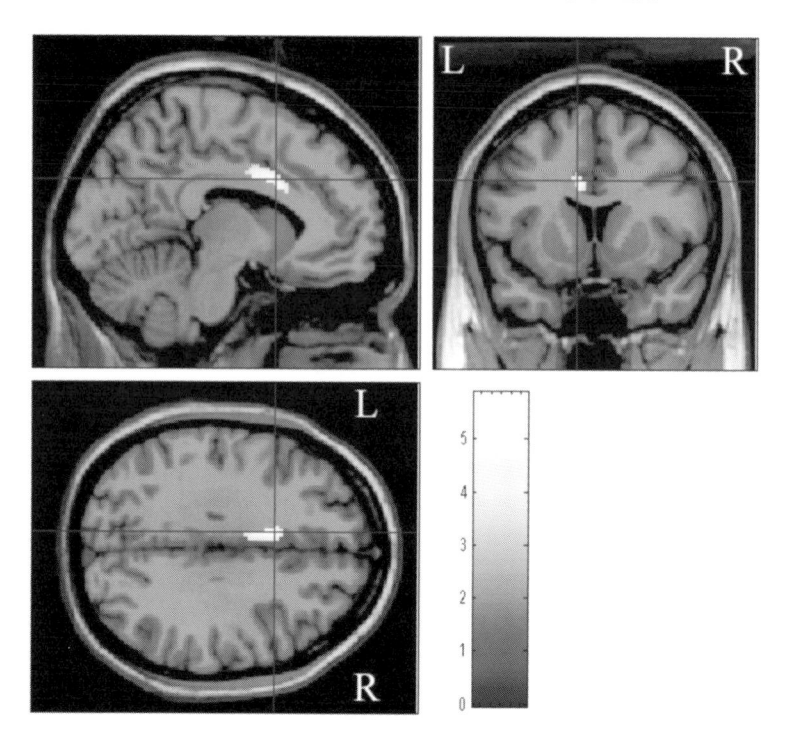

図2　PTSDと関連した前部帯状皮質の形態学的所見
地下鉄サリン事件被害者の方のうち，PTSDを発症しなかった方に比べてPTSDと診断された方で灰白質体積が小さい部位を白色で表示（文献23より一部改編して転載）。

告されるようになり，応用研究が増えている。著者等の試みは，PTSD研究にはじめてVBMを応用し，これまで形態学的検討が行われていなかったACCの体積減少を見出したものである。同時期に別の研究グループから報告された，関心領域法によるACC体積減少や，以下に概観するPETやf-MRIによる同部位の機能不全所見とも一致し，PTSDの病態におけるACCの重要性を支持するものであると考えている。

PTSDの脳機能画像研究

PETおよびf-MRIを用いた研究で，PTSD患者では症状賦活課題中の脳

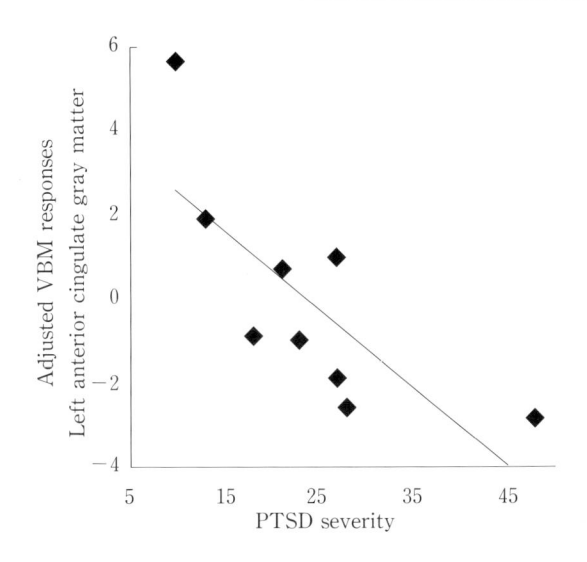

図3．左 ACC の灰白質濃度と PTSD 重症度の相関

左 ACC 体積が小さい者ほど，事件後に PTSD 症状が重症となったことを示唆する相関関係（文献 23 より一部改編して転載）

局所血流の活性パターンが，健常者と異なる事が報告されている。比較的所見が一貫しているのは，扁桃体の過活性と ACC を中心とした内側前頭前野の活性不全である。Rauch ら[19]は，被虐待体験などを外傷体験とした PTSD 患者 8 人を対象に症状賦活中の脳局所血流の変化を PET によって検討した。そして，症状賦活中には右半球の扁桃体，内側前頭眼窩野，島皮質，側頭極，中側頭皮質，2 次視覚野，腹側 ACC などで血流が増加していたと報告した。扁桃体が恐怖や不安などの陰性感情の処理に関与することはよく知られており，PTSD の再体験症状出現に伴う陰性感情賦活と対応した所見として扁桃体の過活性所見が理解されている。さらに Shin[20]らは，幼年期に性的虐待を受けた 8 人の PTSD 患者と 8 人の PTSD 診断を認めない虐待経験者を PET によって比較検討した。そして，PTSD 群では前頭眼窩野と側頭極での過活性と，ACC での活性不全が認められたと報告した。この ACC での活性不全所見は他の研究グループからも繰り返し報告されている。

近年は，さらにACCや扁桃体の役割についての検討が進み，病態における重要性が強調されてきたこれらの特定の脳部位が，神経ネットワークを形成する他の多くの脳部位との協調によって，PTSDの病態を形成しているとの指摘がされている。Laniusら[13]は，f-MRIを用いて，外傷体験を持つ右利きの被験者において，外傷体験を想起中に，PTSD患者で機能低下の見られた右半球のACCと他の脳部位における活性との相関が，PTSD診断の有無によってどのように異なるかを検討した。その結果，PTSD診断を有さない群では，優位半球である左半球の上前頭回，ACC，尾状核，頭頂皮質，島皮質との相関が強いのに対して，PTSD診断を有する群では，右半球の後部帯状回，尾状核，頭頂皮質，後頭葉との相関が強いことを報告した。この結果から，PTSDを認めない者では言語的に処理されている外傷体験が，PTSD患者では，より非言語的に想起されていることを示唆した。同様の脳部位間の活性の相関解析は，PETを用いた検討でも，PTSD診断の有無による差異を見出しており，研究間の所見の差異も認められるものの，今後の神経ネットワークとしてのPTSDの病態の把握が期待される。

PTSDの病態仮説

　これまでの実験動物を用いた研究によって，危険と結びついたある特定の刺激によって条件付けられた恐怖反応が，その後，恐怖条件となっていた刺激が危険とは無関係になった際に，恐怖反応の出現を解除する過程で，ACCの神経細胞の活動が不可欠であることが分かってきている。この際，ACCの神経細胞では遺伝子発現とシナプスにおける長期増強が起こり，恐怖反応の出現に関与していた扁桃体の神経細胞に対して抑制的に働くという。さらに，動物実験で見出されたこれらの条件付けられた恐怖反応の解除過程におけるACCと扁桃体の協調は，ヒトでもf-MRIを用いた実験によって確認されている。外傷体験から長い時間を経ても，危険と結びつく可能性がすでに低くなった刺激によって，再体験症状や回避症状が遷延するPTSDの病像は，上述の恐怖の条件付けの解除過程の障害と類似しているとして，関心を集めている。すなわちPTSDの病態について，ACCに何らかの機能不全が存在するために，すでに危険との結びつきを失った刺激に対

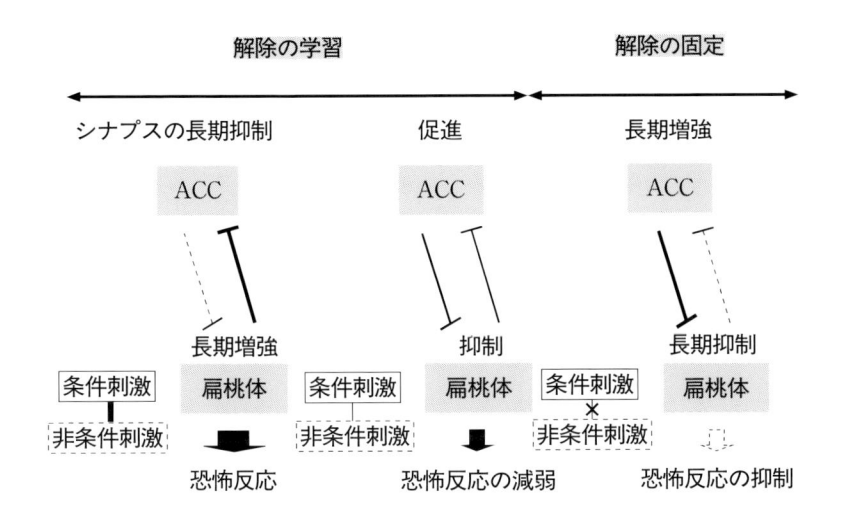

```
  解除の学習                            解除の固定
←――――――――――→                    ←――――――――――→
シナプスの長期抑制      促進           長期増強

   ACC            ACC             ACC

   長期増強        抑制            長期抑制
条件刺激 扁桃体  条件刺激 扁桃体  条件刺激 扁桃体
非条件刺激       非条件刺激   ×  非条件刺激
   ↓             ↓
  恐怖反応    恐怖反応の減弱    恐怖反応の抑制
```

図4 条件づけられた恐怖の解除とPTSDの病態モデル

電気ショックなどの生体に侵襲的で恐怖反応を生じさせる非条件刺激を電子音のような本来中立な条件刺激と組み合わせて反復させると，条件刺激のみで恐怖反応が出現する。しかし，その後も条件刺激単独を反復させると徐々に恐怖反応は消失する。近年，この条件づけられた恐怖が解除される過程の背景に，シナプス可塑性を介したACCによる扁桃体への抑制的な制御の関与が明らかにされてきた。一方，PTSDの病態は，ACCの機能不全により扁桃体への抑制が機能せず，外傷体験（非条件刺激）を想起させる刺激（条件刺激）により，外傷体験から長期間を経ても恐怖反応が遷延し（再体験・過覚醒症状），そうした刺激を回避し続ける（回避症状）状態として理解されてきている。

して，刺激に対する新たな認識が適切に形成されずに，いつまでも外傷体験直後のような生々しい恐怖などの感情が再生され続け，たとえ一見非合理であってもその刺激を回避し続けるという理解が示される（図4）。こうした見解は，PTSD患者におけるACCの体積減少および外傷体験想起中の機能不全などの脳画像所見に支持されている。

PTSD発症の病因仮説

ACCや海馬などを含めたPTSDの脳形態異常の成因は，現時点では明らかになってはいない。しかし，最近の研究でPezawasら[17]は，健常ヒトに

おいて遺伝子解析・脳形態画像解析・脳機能画像解析を組み合わせた研究を行い，セロトニントランスポーター遺伝子多型が short/short または short/long の者では，long/long の者に比べて，ACC および扁桃体体積が有意に小さく，本来恐怖刺激中にこれら2つの部位は互いに関連して活動しているが，short/short または short/long の個体ではこの関連が弱く，この関連の弱さによって不安関連人格特性の個人差の30％が説明されると報告した。また，セロトニン1Aレセプター遺伝子のノックアウトマウスでは不安や恐怖などの情動の発達に異常が認められることが報告されている。これらの研究は，Gilbertson らの PTSD 患者の一卵性双生児不一致例における海馬体積減少の報告と共に，遺伝的に規定された脳基盤によって，不安特性や外傷体験が生じた際の転帰の個人差が規定されていることを支持している。その一方で，サルを対象とした動物実験では，幼少期の数ヶ月間のストレス負荷で，10年後の ACC の NAA が減少するが，海馬では不変だったと報告された。また，拘束ストレスによるラットの内側前頭前野の錐体細胞樹状突起減少も報告されている。こうした研究からは，後天的なストレスによる脳基盤形成の可能性が支持されている。上述してきた，PTSD 発症の脳基盤形成に，遺伝要因が関与するとする知見と，ストレスなどの環境要因が関与するとする知見は，一見矛盾するようにも思われる。しかし，最近の研究からは，互いに相容れないものではないと考えられてきている。Caspi らは，セロトニントランスポーター遺伝子の多型，幼少期の被虐待体験の有無が，成人後のうつ病罹患にどのように関係するかを縦断的に検討した。その結果，セロトニントランスポーター遺伝子の多型が short/short の個体が幼少期に虐待を受けた場合には，成人後のうつ病への罹患率が高まるのに対して，long/long の個体が虐待を受けた場合にはうつ病の罹患危険は上昇しないことを報告した。こうした知見からは，遺伝要因はストレス性精神疾患への脆弱性を左右する重要な因子であることが支持されるものの，遺伝要因だけでなく，発達期の環境要因，さらには両者の交互作用も重要な因子であることが示されている。

PTSDの認知行動療法とその作用機序について

　つぎに，上述してきたPTSDの脳病態仮説の観点から，認知行動療法の効果発現がどのように脳神経レベルで理解されてきているかについて紹介する。もっとも，これまでのところ認知行動療法による治療効果とその脳基盤を脳画像を用いて検討した報告は限られている。そのため，上述の病態研究に比べて今後の追試が必要な知見や不確かさの残る知見も多いことをあらかじめご承知おき頂きたい。

　まず，PTSDの代表的な認知行動療法であるEMDR（Eye-Movement and Desensitization Reorganization）について簡単に述べる。EMDRの詳細については他の優れた先行文献も参照されたい[8,11]。まず外傷記憶の主観的な苦痛の程度を自己評価してもらい，そしてその苦痛な外傷記憶を想起してもらいながら治療者の教示のもとで眼球運動を行う。この際，1秒間に4回程度の眼球運動を20往復ずつ程度行い，1セッションあたり，心理評価やクールダウンの段階も含めて90分程度かけて行う。眼球運動だけでなく左右両側からの音刺激などによっても改善すること，PTSDに限らず単一恐怖症などにも有効であるということなどが報告されている。

　このEMDR効果発現の生物学的基盤として，創始者のShapiroもEMDRとレム睡眠との類似を指摘していた。PTSDの睡眠障害として悪夢による中途覚醒が再体験症状のひとつとして臨床的に認められ，さらに終夜脳波上でのPTSD患者におけるレム睡眠の障害も報告されている[5]。そしてPTSDに限らず，実験動物で恐怖の条件づけを行った場合でもレム睡眠の減少が報告された[9]。恐怖の条件付けをして，その後ニュートラルな状態にあるとレム睡眠は改善し，さらにまた想起する刺激を与えるとレム睡眠は改善されないとの報告もある[16]。

　レム睡眠中には夢を見，急速な眼球運動が起こる，そしてその背景では活発で広範な神経活動が起こっている。Maquetら[15]はPETを用いてレム睡眠中の脳局所血流を測定した。そして，レム睡眠中は扁桃体やACCを含む辺縁系や傍辺縁系領域で血流が増加し，頭頂皮質や背外側前頭前野では血流が減少することを報告した。これらの結果から，扁桃体やACCが関与する

情動記憶の処理がレム睡眠中に行われていることを示唆した。

上述してきた知見を総合すると，本来レム睡眠中に処理されるべきであった外傷記憶の苦痛が強すぎる，あるいは何らかのレム睡眠の異常のために外傷記憶が処理されない，あるいはACCなどの異常によりレム睡眠中の情動記憶処理が破綻する，といったことからPTSD症状は遷延すると考えられる。EMDRは，覚醒下に治療者の支持のもとで行う眼球運動中に外傷記憶を処理し脱感作することで，破綻してしまっていたレム睡眠の機能を代行することで効果を発現する，という仮説が考えられる。

認知行動療法によるPTSD症状改善の脳基盤

まだその数は限られるが，上記のような仮説を検証するべく，EMDRによる治療過程における脳内における変化を，縦断的に検討した研究が報告されている。Levinら[14]はSPECTを用いて，EMDRによってPTSD症状が改善した7名の治療前後での脳血流量の変化を検討した。その結果，7名中5名の方で治療後には治療前に比べてACCや左前頭葉の血流が増加したと報告している。先行研究ではPTSD患者でのACCの活性不全が報告されているが，この研究では健常対照群は含まれておらず，治療前のPTSD患者群にACCの血流低下が存在したかが不明である。また，統計学的な検討もされておらず，EMDRの治療過程でACCの血流改善が認められると結論するには不十分さが残る。さらに，もう少し最近の研究で，Lamprechtら[12]は事象関連電位を用いて10名のPTSD患者のEMDR治療前後の大脳生理学的変化を検討した。彼らは，10名の健常対照についても人生最悪の出来事を想起しながらのEMDRを行い，患者群との比較検討を行った。事象関連電位としてP3aという覚醒度や注意への方向付けを反映する成分を計測している。このP3aという事象関連電位成分は，術中脳波測定などにより，頭頂葉やACCなどを主な発生源とすることが分かっている。この検討の結果，患者群では治療前後で有意にP3a振幅が減衰すると報告した。しかし，治療前および治療後とも患者群と健常対照群に有意差を見出しておらず，またP3a以外のN1,P3b,P2などの成分については有意な所見は認められないとしている。興味深いことに，上述した報告2つとも，

EMDRによるPTSD症状改善に，ACCのように情動記憶の処理を司る部位の機能的な変化が関与していることを示唆している。しかし，報告数が少なく追試も行われていないことや対照群の設定やそれとの比較に問題があることもあり，今後の更なる研究が待たれる。

おわりに

最近10—20年の脳画像研究の進歩は目覚しく，PTSDについても多くの知見が蓄積され，われわれ臨床家にとって，病態の理解が整理されやすく深まりやすくなった。しかし，残念ながら，診断や治療などに直接研究成果が還元されて当事者の方々が利益を得るところまでは到達していないのが現状であろう。今後，こころの病気の認知行動療法による治癒過程の評価が脳画像によって明らかになり，賠償における客観的指標，治療反応性の予測，さらには新たな根治的な治療法の開発などに役立てられ，脳画像研究による知見がさらに直接的に当事者の利益として還元されるようになることを願う。

■文　献

1) Abe O, Yamasue H, Kasai K, et al：Voxel-based diffusion tensor analysis reveals aberrant anterior cingulum integrity in posttraumatic stress disorder due to terrorism. Psychiatry Res 146：231-242, 2006.
2) Araki T, Kasai K, Yamasue H, et al：Association between lower P 300 amplitude and smaller anterior cingulate cortex volume in patients with posttraumatic stress disorder: a study of victims of Tokyo subway sarin attack. Neuroimage 25：43-50, 2005.
3) Baare WF, Hulshoff Pol HE, Boomsma DI, et al：Quantitative genetic modeling of variation in human brain morphology. Cereb Cortex 11：816-824, 2001.
4) Bremner JD, Randall P, Scott TM, et al：MRI-based measurement of hippocampal volume in patients with combat-related posttraumatic stress disorder. Am J Psychiatry 152：973-981, 1995.
5) Breslau N, Roth T, Burduvali E, et al：Sleep in lifetime posttraumatic stress

disorder: a community-based polysomnographic study. Arch Gen Psychiatry 61：508-516, 2004.

6) Caspi A, Sugden K, Moffitt TE, et al：Influence of life stress on depression: moderation by a polymorphism in the 5-HTT gene. Science 301：386-389, 2003.

7) Gilbertson MW, Shenton ME, Ciszewski A, et al：Smaller hippocampal volume predicts pathologic vulnerability to psychological trauma. Nat Neurosci 5：1242-1247, 2002.

8) 市井雅哉, 熊野宏昭：EMDR（眼球運動による脱感作と再処理法）について. こころの臨床ア・ラ・カルト 18：3-6, 1999.

9) Jha SK, Brennan FX, Pawlyk AC, et al：REM sleep：a sensitive index of fear conditioning in rats. Eur J Neurosci 21：1077-1080, 2005.

10) Kasai K, Iwanami A, Yamasue H, et al：Neuroanatomy and neurophysiology in schizophrenia. Neurosci Res 43：93-110, 2002.

11) 熊野宏昭：EMDRの誕生と発展. こころの臨床ア・ラ・カルト 18；7-13, 1999.

12) Lamprecht F, Kohnke C, Lempa W, et al：Event-related potentials and EMDR treatment of post-traumatic stress disorder. Neurosci Res 49：267-272, 2004.

13) Lanius RA, Williamson PC, Densmore M, et al：The nature of traumatic memories: a 4-T FMRI functional connectivity analysis. Am J Psychiatry 161：36-44, 2004.

14) Levin P, Lazrove S, van der Kolk B：What psychological testing and neuroimaging tell us about the treatment of Posttraumatic Stress Disorder by Eye Movement Desensitization and Reprocessing. J Anxiety Disord 13：159-172, 1999.

15) Maquet P, Peters J, Aerts J, et al：Functional neuroanatomy of human rapid-eye-movement sleep and dreaming. Nature 383：163-166, 1996.

16) Pawlyk AC, Jha SK, Brennan FX, et al：A rodent model of sleep disturbances in posttraumatic stress disorder: the role of context after fear conditioning. Biol Psychiatry 57：268-277, 2005.

17) Pezawas L, Meyer-Lindenberg A, Drabant EM, et al：5-HTTLPR polymorphism impacts human cingulate-amygdala interactions: a genetic susceptibility mechanism for depression. Nat Neurosci 8：828-834, 2005.

18) Pham PN, Weinstein HM, Longman T：Trauma and PTSD symptoms in

Rwanda : implications for attitudes toward justice and reconciliation. JAMA 292 : 602-612, 2004.
19) Rauch SL, van der Kolk BA, Fisler RE, et al : A symptom provocation study of posttraumatic stress disorder using positron emission tomography and script-driven imagery. Arch Gen Psychiatry 53 : 380-387, 1996.
20) Shin LM, McNally RJ, Kosslyn SM, et al : Regional cerebral blood flow during script-driven imagery in childhood sexual abuse-related PTSD: A PET investigation. Am J Psychiatry 156 : 575-584, 1999.
21) Wignall EL, Dickson JM, Vaughan P, et al : Smaller hippocampal volume in patients with recent-onset posttraumatic stress disorder. Biol Psychiatry 56 : 832-836, 2004.
22) Yamasue H, Iwanami A, Hirayasu Y, et al : Localized volume reduction in prefrontal, temporolimbic, and paralimbic regions in schizophrenia: an MRI parcellation study. Psychiatry Res 131 : 195-207, 2004.
23) Yamasue H, Kasai K, Iwanami A, et al : Voxel-based analysis of MRI reveals anterior cingulate gray-matter volume reduction in posttraumatic stress disorder due to terrorism. Proc Natl Acad Sci U S A 100 : 9039-9043, 2003.

「パニック障害の認知行動療法の機能的脳画像解析研究」

熊野宏昭*

はじめに

パニック障害 (PD) の発症, 維持要因に関しては, 脳の機能障害に起因する内因性不安が問題であるとする学説が有力である。1960 年代にイミプラミンが発作を抑えることが発見されたことが研究の出発点になり, 中枢神経系のノルアドレナリンの分泌核である橋の青斑核の興奮性亢進, 中枢神経系のセロトニンの分泌核である中脳の縫線核の機能不全, GABA・ベンゾジアゼピン受容体の結合能の低下などが関与していると想定されてきた。つまり, 心の病気というよりは脳の病気という理解がなされてきたわけである。ところがその一方で, 心理学的な研究の結果, ストレスや過労が発症に先立つことが多いことが示されてきている。そして, さらに, 不安と思考の悪循環による発作の習慣化, 予期不安による日常的な不安・緊張の高まり, 回避行動としての広場恐怖の進展と日常の不安・緊張のさらなる高まりといったことが, 少なくとも病態の維持に強く関連していることは広く知られており, これらの行動・思考パターンの異常が, 単独でも治癒に導く治療効果があることが確認されている認知行動療法 (CBT) の介入のターゲットになっているのである。以上のことから, PD には, 少なくとも認知や行動の病気という側面もあると言える。

これらの知見を総合して, 2000 年に Gorman らが, PD の神経解剖学的仮説を提唱している (図 1)[5]。この仮説は, 恐怖条件づけに関する動物実

*東京大学大学院医学系研究科ストレス防御・心身医学

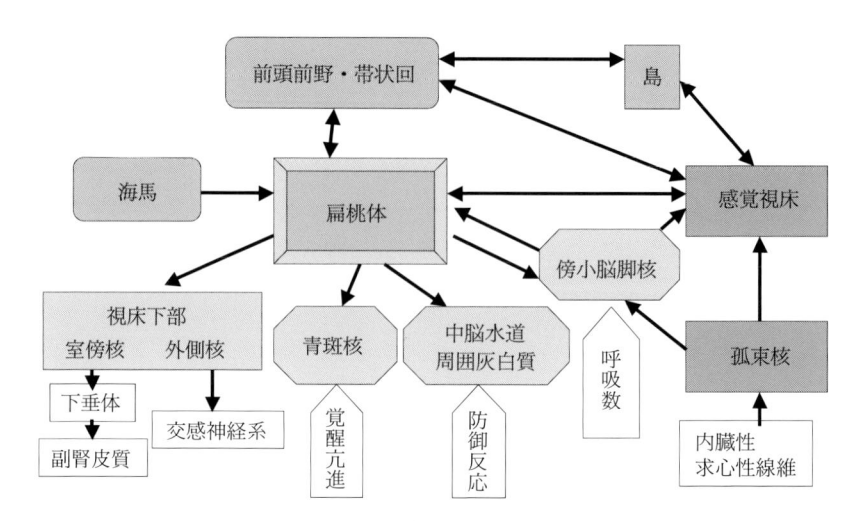

図1 パニック障害の神経解剖学的仮説[7]

験の膨大な知見をPDの理解に応用したものであり，恐怖条件づけの成立に直接関与する扁桃体をそのモデルの中心に置いている．パニック発作は，健常者であれば反応しないような内臓知覚や，以前発作を起こした状況と類似の刺激や，破局的な思考によって引き起こされることが知られており，このモデルでは，それぞれが，孤束核から感覚視床を介して入力する経路，海馬からの経路，前頭前野・帯状回・島などの大脳皮質からの経路によって扁桃体が興奮することで説明されている．そして，扁桃体の興奮が，青斑核，中脳水道周辺灰白質（PAG），傍小脳脚核などの脳幹諸核や視床下部といった投射先に伝わることによって，多彩なパニック発作の症状が生じるとするのである．ただし，このモデルでは，PDと診断するための必須項目である「予期しないパニック発作」の発現は説明できないため，Coplanらは，上記の扁桃体を中心とした「恐怖ネットワーク」と並行して，PAGを中心としたネットワークを想定し，恐怖ネットワークと合わせて「パニック神経回路」とすることで，条件づけによらないパニック発作の発現も含めて説明しようとしている[3]．

しかし，Gorman, Coplanいずれのモデルにしても，豊富な動物実験のデータがある割には，これまで実際のPD患者でこれらに合致する脳画像検

査のデータは報告されて来なかった。そのことに関して、Coplanらは、1998年に、脳画像検査では、解像度の問題から、皮質と皮質下の構造物しか捉えられない可能性があると述べている。しかし、Gormanらはその2年後の総説で以下のように述べている。"Sensitive PET cameras can now resolve the amygdala and other structures in the fear network like the thalamus as distinct neuroanatomical loci, but at least two other problems exist in learning whether they play a special role in panic." "The first is in trying to capture the attack itself." "PET scanning using FDG may not be able to tell us definitively if a change in metabolism has occurred acutely during the actual panic attack itself." つまり、PET（ポジトロンCT）カメラの進歩によって扁桃体などは捉えうるようになったが、①神経細胞の活動の異常を捉えるには、パニック発作中に撮像する必要がある、②神経細胞の糖代謝を見るFDG（フルオロデオキシグルコース）のPETでは、撮像前数十分間の神経活動を反映するので、発作中の代謝の変化を示すことはできない、と予測しているのである。

実際に、これまで、F18-FDG PETで行われた研究では以下の通りに、扁桃体や脳幹諸核の異常は捉えられていない。Nordalらの1990年の研究では、安静時に、海馬で糖代謝に右＞左の差があり、左下頭頂小葉と前帯状回で代謝の減少が、内側眼窩野で代謝の増加が認められた[7]。また、Bisagaらの1998年の研究では、乳酸負荷に反応した6名の女性患者において、安静時に、左の海馬と海馬傍回で糖代謝増加が、右下頭頂小葉と右上側頭葉で糖代謝減少が認められた[1]。

本研究の目的

そこで、われわれは以下の2つを目的に本研究を行った。
①脳のエネルギー消費量を知ることができる画像検査（PET）を用いて、PDがどの程度「脳の病気」と考えられるかを検討する。
②薬を使わずにCBTのみで治療した場合でも脳の変化が起こるのか、つまり、「心が変われば脳も変わる」ということがあるのかを、やはりPETによって検討する。

表1　CBT治療前後の臨床評価

ID	年齢	性別	発作/2W	発作/4W	PD重症度	空間恐怖症回避重症度	PDSS合計	SDS	STAI-T	STAI-S	備考
1	21	M	0	2	中等症	軽症	11	36	34	36	
post			0	0	完全寛解	部分寛解	2	34	35	31	
2	26	M	2	8	重症	軽症	16	48	48	62	
post			2	4	軽症	部分寛解	5	38	42	40	
3	25	F	3	20	重症	軽症	16	48	59	59	
post			0	0	部分寛解	部分寛解	10	43	55	47	
4	44	F	0	2	中等症	中等症	18	28	28	54	
post			2	4	中等症	軽症	8	26	31	41	
5	27	F	2	4	中等症	軽症	15	40	45	57	
post			3	5	中等症	軽症	8	36	47	46	
6	25	F	1	2	軽症	軽症	13	39	44	59	
post			0	0	部分寛解	軽症	4	46	44	64	
7	28	F	0	0	部分寛解	軽症	13	40	39	46	
post			0	0	完全寛解	軽症	5	35	35	41	
8	30	F	10	15	重症	なし	14	41	47	59	左利きのため除外
post			0	1	軽症	なし	3	46	53	51	
9	37	F	28	42	重症	軽症	18	41	46	56	
post			0	0	部分寛解	軽症	5	43	46	44	
10	30	F	6	14	重症	軽症	18	38	50	45	
post			0	0	部分寛解	軽症	8	37	44	32	
11	28	F	3	7	中等症	軽症	16	52	52	60	
post			2	5	中等症	軽症		56	65	59	
12	32	F	5	10	重症	軽症	20	34	55	46	
post			0	0	部分寛解	部分寛解	1	21	29	36	
13	34	M	3	4	中等症	軽症	15	45	62	50	終了前に発作再発
post			5	10	重症	軽症	19	58	67	58	
14	28	F	40	60	重症	軽症	19	59	43	75	大うつ病合併のため脱落
post											

　まず，第1の点に関しては，PD患者が，上記の通りごく軽微な刺激に対しても発作を繰り返すことから，非発作安静時においても，扁桃体及び脳幹の諸核を始めとした脳内の構造物に糖代謝の異常が認められるという仮説を立てた。第2の点に関しては，「脳の病気」と考えられるPDを，CBTでは薬を使わなくても治癒に導けるということから，改善した患者では，脳内の変化が起こっているはずであるという仮説を立てた。また，Gormanらが2000年の論文に発表している治療の仮説によれば，薬物療法は，第一義的に脳幹に作用し，ボトムアップ的に辺縁系，大脳皮質に効果を及ぼすが，

延髄

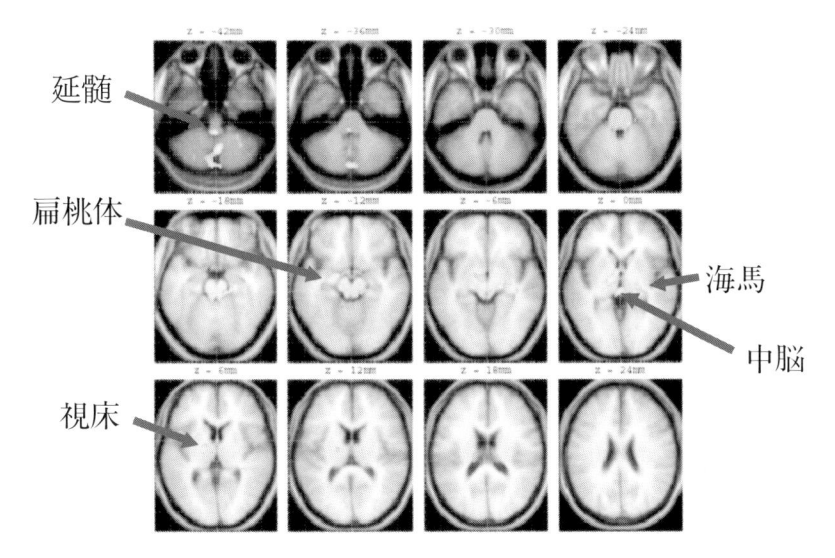

扁桃体

海馬

中脳

視床

図2　患者群（非発作安静時）での糖代謝亢進領域

CBTでは第一義的に前頭前野などの大脳皮質に作用し，それがトップダウン的に辺縁系，脳幹などに効果を及ぼすと想定されているが，その予想に関しても同時に検証することにした。

研究1 [9)]

1．対象と方法
対象は以下の通りである（表1）。
・DSM-IVにて，PDと診断。
・大うつ病を含めた精神疾患（MINIにて），人格障害（DSM-III-RのSCID2にて），身体疾患の合併なし。
・PET検査前，2週間以上薬物服用なし。
・14名を導入後，1名左利き（表1のNo.8），1名検査前服薬（表1のNo.14）で除外。

方法は以下の通りである。
・非発作安静時に，18 F-FDGを静脈内投与し，高解像度3次元PET装置

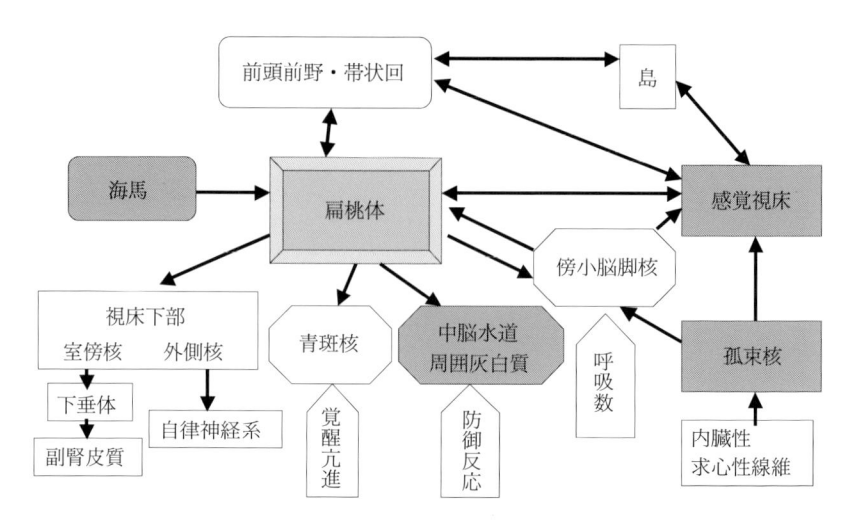

図3 糖代謝亢進領域の図示

にて脳内ブドウ糖代謝を測定。
・治療前PD患者12例と,正常統制群22例の群間比較をSPM (Statistical Parametric Map) 99を用いて施行。voxelレベルは,p＜0.001 (uncorrected) とし,clusterレベルは,k＞400, p＜0.001 (corrected) とした。これまでの研究で,扁桃体を含む部位の糖代謝亢進が示されていないことから,少なくともclusterレベルのcorrected条件で有意になることを必要と考えた。

2. 結　果
結果を,図2に示した。
両側の扁桃体・海馬,両側の視床,PAGを含む中脳,橋尾側〜延髄,小脳といったところに,非発作安静時にFDGの取り込みの亢進を認めた。一方,解析のclusterレベルが大きかったこともあり,FDG取り込みの低下部位は認めなかった。

3. 考　察
以上の結果を,図1のGormanらの神経解剖学的仮説に重ねて描いたの

表2　CBT 治療の概略

1. 病気についての知識を持つ（心理教育）
   ・パニック障害とは
   ・不安時の症状
   ・不安の経過
   ・エクスポージャーの原理など
2. エクスポージャーを繰り返す
   ・恐怖場面（回避している場面）を経験
   ・パニック発作・予期不安時の対処
3. 効果の安定化と再発予防
   ・認知の修正
   ・広場恐怖、予期不安の改善
   ・パニック発作の改善

が，図3である。この図からも明らかなように，今回，PD 患者において，扁桃体の過活動が世界で初めて捉えられた。さらに，延髄から感覚視床を通って来る内臓知覚の入力経路と，海馬からの状況記憶の入力経路はどちらも過活動を示しているが，扁桃体からの出力経路に関しては，PAG を除いてははっきりせず（橋尾側は，青斑核を含んでいない領域），今回の PET 検査が非発作時に行われたことと軌を一にしていると考えられた。さらに，PAG に関しては，上記の通り，Coplan らのモデルにおいて想定されているように，必ずしも扁桃体の下流に位置するというよりも，自発性パニック発作の脳内責任部位として活動が強まっている可能性も考えられよう。

研究2 [10)]

1．対象と方法

対象は以下の通りである（表1）。
・研究1に導入した14人の PD 患者。
・左利き，中途脱落（治療前の検査前服薬患者と同じ），病状悪化（表1の No.13）を除いた11例にて検討。

方法は以下の通りである。
・約6か月間で全10回の CBT 前後の非発作安静時に，F 18-FDG を静脈

代謝低下部位　　　　　　　　　代謝増加部位

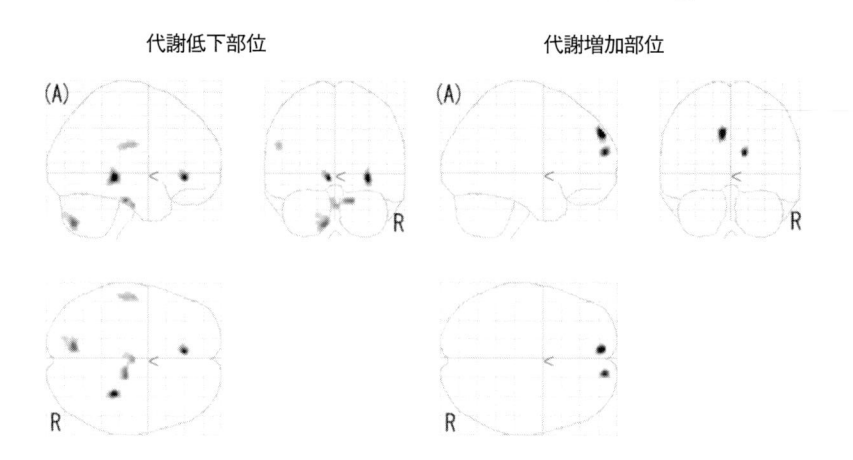

図 4　CBT による糖代謝の変化

内投与し，高解像度 3 次元 PET 装置にて脳内ブドウ糖代謝を測定。
・なお，CBT の内容に関しては表 2 に示したが，本研究に先立ち坂野が開発し[11]，境が坂野のスーパーバイズ下に実施した（謝辞を参照のこと）。
・CBT 前後の群内比較を SPM 99 を用いて施行。voxel レベルは，$p < 0.005$ (uncorrected) とし，cluster レベルは，$k > 50$ とし，先行研究に基づき事前に変化が予想された部位のみを意味のある結果として取り上げた。
・CBT 前後に変化が認められた 6 つの脳内部位に MarsBaR[2]を用いて ROI を設定し，それに研究 1 の代謝亢進部位で特に重要と思われた左右の扁桃体と PAG 周辺に直径 5 mm の 3 つの脳内部位を確定し，全部で 9 つの ROI の設定を行った。
・各 ROI の糖代謝と PDSS 及びパニック発作の頻度との間で，治療前後の変化率同士の Kendall の順位相関を求めた。
・各 ROI の糖代謝を変数として，治療の前後別に，因子分析を施行した。

2．結　果

　CBT 前後での糖代謝の低下部位を図 4 の左に，増加部位を図 4 の右に示した。代謝低下は，右側の海馬，左腹側前帯状回（BA 32），橋，そして小脳で認められた。なお，左の前頭葉から頭頂葉にかけて認められた代謝低下

表3 因子分析の結果

CBT 前					CBT 後				
ROI	1	2	3	4	ROI	1	2	3	4
Lt. Amygdala	0.93	-0.24	0.00	-0.16	Lt. Cerebellum	0.90	-0.35	0.30	-0.08
Rt. Amygdala	0.91	0.31	-0.10	0.03	Rt. Amygdala	0.88	0.28	0.05	0.32
Pons	0.57	-0.31	0.01	0.42	Rt. Hippocampus	0.65	-0.27	-0.57	0.20
Rt. Medial Prefrontal	0.10	0.96	-0.11	0.00	Rt. Anterior Cingulate	-0.12	0.83	0.04	0.27
Lt. Cerebellum	-0.14	0.85	-0.01	0.01	Pons	-0.02	0.82	0.03	-0.23
Midbrain	0.08	0.46	0.28	0.36					
Lt. Medial Prefrontal	-0.20	-0.17	1.01	0.12	Lt. Medial Prefrontal	0.28	0.17	0.85	0.08
Lt. Anterior Cingulate	0.25	0.20	0.72	-0.31	Rt. Medial Prefrontal	-0.07	-0.48	0.71	0.09
Rt. Hippocampus	-0.07	0.08	0.00	0.94	Lt. Amygdala	-0.23	-0.06	0.06	1.00
					Midbrain	0.48	0.35	0.14	0.53
Inter-factor Correlation	1	-0.09	0.13	0.17	Inter-factor Correlation	1	0.21	-0.10	0.32
	2		0.27	-0.34		2		-0.17	0.10
	3			-0.14		3			-0.04

両側扁桃体+橋,右海馬は,
内側前頭前野と関係せず。

両側内側前頭前野がまとまり,
右海馬もマイナスで負荷。

部位は事前予想に含まれない領域であった。一方で,代謝増加は,両側背内側前頭前野(左 BA 9,右 BA 10)のみで認められた。

脳内の ROI の糖代謝と,PDSS 及びパニック発作頻度との間で,有意な相関が得られたのは以下の 2 つであった。

・左内背側前頭前野の糖代謝の変化率と,PDSS の第 2 下位尺度(予期不安・広場恐怖)の変化率に負の相関あり($\tau=-0.473$, $p=0.033$)。

・中脳(PAG 周辺)の糖代謝の変化率と,過去 4 週間のパニック発作頻度の変化率に正の相関あり($\tau=0.500$, $p=0.034$)。

さらに,脳内各 ROI を変数として,治療の前後別に因子分析を行った結果を,表 3 に示した。治療前では,左右の扁桃体が橋とともに 1 つの因子を構成するとともに,右海馬も中等度の正の関連を示したが,治療後では,左右の内背側前頭前野が 1 つの因子を構成するとともに,右海馬が中等度の負の関連を示していた。

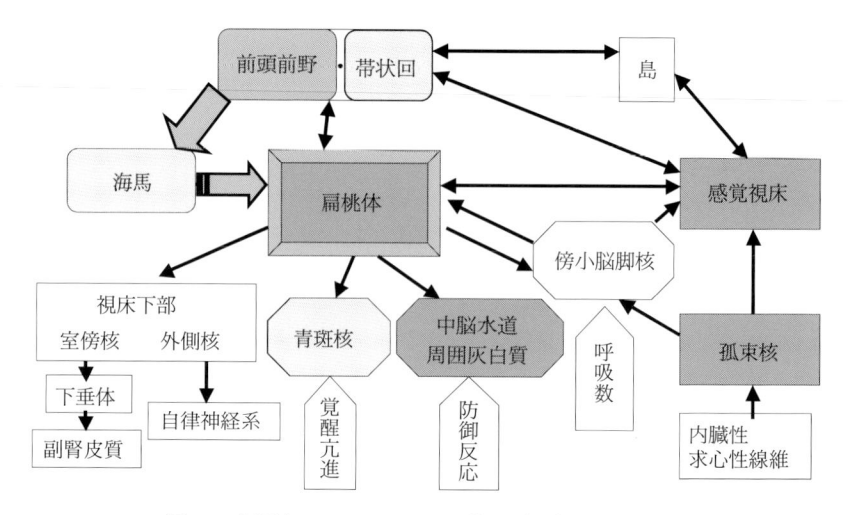

図5　本研究でのCBTによる効果（■低下▨増加）

3．考　察

　以上の結果を，図1のGormanらの神経解剖学的仮説に重ねて描いたのが，図5である。治療によって，病的に活動が強まっていた可能性のある右海馬，左腹側前頭前野，橋，そして小脳の糖代謝が低下するとともに，治療前の異常は必ずしもはっきりしなかった両側内背側前頭前野の糖代謝が高まっていた。これは，GormanらのCBTの作用機序の仮説である，前頭前野の機能不全と海馬の過活動のトップダウン的な是正というモデルに合致するものである。

　さらに，以上の所見は，左の内背側前頭前野の糖代謝の増加率とPDSSによる予期不安・広場恐怖の低下率に有意な相関が認められたことや，因子分析によって，治療後に両側内背側前頭前野と右海馬の糖代謝が負の関係を示したこととも一致するものであった。すなわち，図5に示したように，CBTによって背内側前頭前野の機能が適応的に強化され，それが海馬の過剰な活動を抑制し，予期不安とともに広場恐怖を改善した可能性が考えられる。

　一方で，扁桃体の活動には変化は認められず，内背側前頭前野や海馬の活動の変化が扁桃体に抑制性の影響を及ぼしているかどうかを検討するために

図6　内側前頭前野の機能

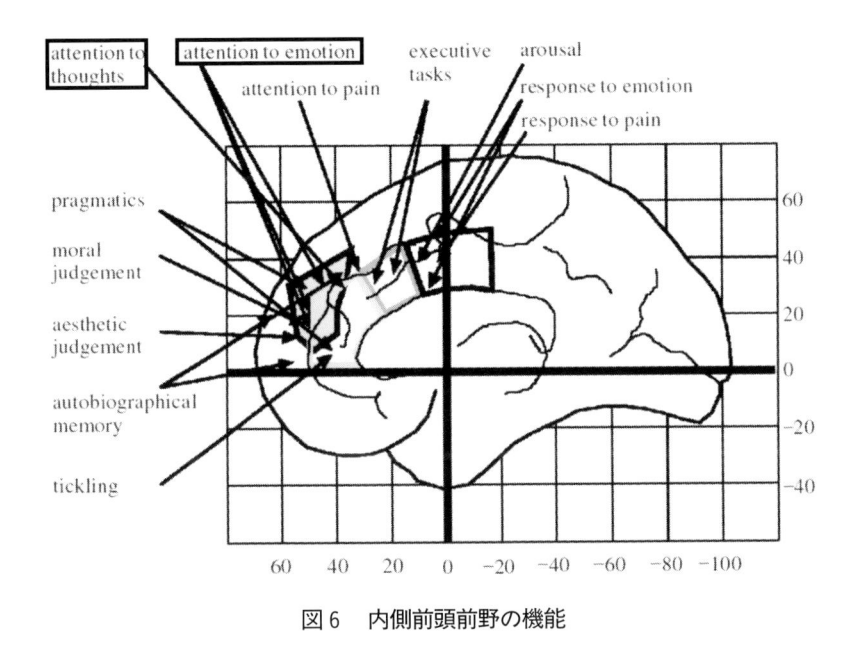

は，今後，発作時の血流変化などを見る研究パラダイムが必要になるかもしれない。しかし，その一方で，発作頻度とPAG周辺の糖代謝の変化率に正の相関が認められたことは，PAGが自発性の発作に関連を持つとするCoplanらのモデルに一致するものであり，このことに関連して，内背側前頭前野からPAGに抑制性の投射があることは一考に価する[8]。

　CBTがどのようにして内背側前頭前野の機能改善をもたらしたかに関しては，図6に示したFrithらによる内側前頭前野機能の指摘に基づいて考察できる[4]。研究2において用いたCBTは，広場恐怖をもたらす状況やパニック発作そのものに対してもエクスポージャーを行い，その際の自らの不安のレベルを継続的に観察することを強調したものであった。それによって，図6の四角で囲んだ自らの情動や思考に注意を向ける能力（Laneらは，同様の心的能力のことをreflective awareness of emotionと呼び，自分や他者の情動の変化を認識しうる能力と規定している[6]）が強化され，それがこの部位の機能改善につながった可能性があると考えられる。

まとめ

　研究1から，PD 患者の治療前安静の状態では，扁桃体領域に加えて，海馬，視床，延髄といった恐怖ネットワークへの入力側の領域に，代謝亢進部位を認め，Gorman らの恐怖ネットワークに基づくモデルの少なくとも扁桃体と入力側の過敏性の存在が示唆された．さらに，PAG 周辺に代謝亢進部位が認められたことは，Coplan らのパニック神経回路においてこの部位が重要な位置づけを持つことを，裏付けるものとも考えられた．
　研究2で，CBT による治療前後の脳ブドウ糖代謝を比較した結果，右海馬，橋，小脳での代謝低下，及び両側内背側前頭前野での代謝亢進が認められた．さらに，左内背側前頭前野の代謝の変化率と予期不安・広場恐怖の変化率の間に正の関連が認められ，治療後の両側内背側前頭前野と右海馬の代謝に負の関係があることも明らかになった．以上より，CBT によって治療前の代謝亢進部位の正常化がもたらされるとともに，内側前頭前野（特に左側）に治療効果と関連のある適応的な変化が引き起こされることが示唆された．

謝辞

　本研究は，東京大学大学院医学系研究科ストレス防御・心身医学の境洋二郎，西川將巳，坂本典之，安田朝子，佐藤 徳，久保木富房，北海道医療大学心理科学部臨床心理学科の坂野雄二，医療法人和楽会 PD 研究センターの貝谷久宣，国立精神・神経センター放射線部の今林悦子，大西 隆，松田博史，佐藤典子の諸先生方（所属は，研究実施時）との共同研究である．

■文　献

1) Bisaga A, Katz JL, Antonini A, et al : Cerebral glucose metabolism in women with panic disorder. Am J Psychiatry 155 : 1178-1183, 1998.
2) Brett M, Anton JL, Valabregue R, et al : Region of interest analysis using an SPM toolbox. the 8 th International Conference on Functional Mapping of the

Human Brain, June 2-6, 2002, Sendai, Japan.
3) Coplan JD, Lydiard RB : Brain circuits in panic disorder. Biol Psychiatry 44 : 1264-1276, 1998.
4) Frith U, Frith CD : Development and neurophysiology of mentalizing. Philos Trans R Soc Lond B Biol Sci 358 : 459-473, 2003.
5) Gorman JM, Kent JM, Sullivan GM, et al : Neuroanatomical hypothesis of panic disorder, revised. Am J Psychiatry 157 : 493-505, 2000.
6) Lane RD : Neural correlates of conscious emotional experience. In : (eds), Lane RD, Nadel L. Cognitive neuroscience of emotion, Oxford University, London, pp 345-370, 2000.
7) Nordahl TE, Semple WE, Gross M, et al : Cerebral glucose metabolic differences in patients with panic disorder. Neuropsychopharmacology 3 : 261-272, 1990.
8) Ongur D, Price JL : The organization of networks within the orbital and medial prefrontal cortex of rats, monkeys and humans. Cereb Cortex 10 : 206-219, 2000.
9) Sakai Y, Kumano H, Nishikawa M, et al : Cerebral glucose metabolism associated with a fear network in panic disorder. Neuroreport 16 : 927-931, 2005.
10) Sakai Y, Kumano H, Nishikawa M, et al : Changes in cerebral glucose utilization in patients with panic disorder treated with cognitive-behavioral therapy. NeuroImage, in press.
11) Sakano Y, Kaiya H : Behavior therapy for panic disorder. Seishinryoho 25 : 22-27, 1999.

「うつ病の認知と脳科学」

岡本泰昌[*1], 木下亜紀子[*1], 松永美希[*1],
上田一貴[*2], 鈴木伸一[*2], 山脇成人[*1]

はじめに

1960年代後半に，Beck[1]は抑うつの認知理論を発展させた。この理論の基本的枠組みはABC図式である。A (Activating event) は，悩みのきっかけとなる出来事やストレスのことをさし，B (Belief) は，出来事の受け取り方や信念を示す。C (Consequence) は，信念の結果としておこってくる悩みや抑うつ感情などをさす。BeckはABC図式を抑うつに当てはめた。つまり，抑うつ感情（C）を生み出すものは，外界の出来事そのもの（A）ではなくて，その出来事をどう解釈するかという認知（B）である。Beck理論の特徴は，自動思考，推論，抑うつスキーマという3つのレベルに認知を分けて考える点である。自動思考 (automatic thought) は，自分の意志とは関係なくひとりで心にポップアップしてくる否定的な認知のことであり，直接に抑うつ感情をひきおこすとされる。自動思考が最も強くあらわれやすい領域は，自分・世界・将来の3大領域 (cognitive triad) であり，特に将来に対するネガティブな認知は，自殺念慮や企図と関連性が深いことが指摘されている。推論のレベルについては，抑うつ的な人の推論は独特であり，体系的な推論の誤り (logical thinking errors) があるとしている。このような推論の歪みが，自動思考をひきおこす。抑うつスキーマ (depressogenic schema) とは，より深層にある認知構造や信念体系のことである。抑うつスキーマは，ネガティブなライフ・イベントによって活性化され，そ

[*1]広島大学大学院医歯薬学総合研究科精神神経医科学
[*2]広島大学大学院教育学研究科附属心理臨床教育研究センター

れによって自動思考を生み出す。抑うつスキーマそれ自体は適応的なのだが，環境の変化に対応できない認知といえる。このような信念が，抑うつの素因となるとされている。

そこで，本稿では，ストレス認知に関連した脳機能局在，推論の誤りに関連した脳内機構，抑うつスキーマに関連した脳内機構として Teasdale[10]の提唱した "differential activation hypothesis"に類似したデータについて紹介した上で，現在実際に治療として行っている集団認知行動療法プログラムによる脳活動の変化についても報告したい。

ストレスの認知に関連した脳機能局在

まず，Beck の提案した ABC 図式の B（Belief）に相当する研究結果を紹介する。

一般に，女性は男性に比べ体型に対し強い関心を持ち，自己身体イメージに対してこだわりをもっていると考えられる。また，身体イメージの認知の歪みを有する摂食障害の有病率は女性が男性の約10倍であることも知られている。すなわち，若年女性にとって自己身体イメージの変化はストレスとなるが，男性にとってはストレスではない可能性が存在する。そこでわれわれは身体イメージの変化に関わる脳領域についての性差を検討することで，ストレス認知に関わる脳領域を明らかにすることとした。

方法は広島大学医学部倫理委員会の承認を受けたプロトコールに従い，被験者に研究の目的と内容を書面により説明し，文書による同意を得た上で行われた。対象は右利きの健常女性11例（平均年齢±SD＝24.5±3.4歳），右利きの健常男性11例（平均年齢±SD＝24.8±3.1歳）である。身長や体重を測定し，また摂食障害調査表（Eating Disorder Inventory-2：EDI-2）による食行動・身体イメージ障害や心理学的特徴の評価を行った。男女の2群間で，Body Mass Index，EDI-2総得点に有意差はなかった。課題（body image task）は被験者自身の服装・姿勢（立位）を統一し撮像した全身デジタル画像を取り込み，デジタル操作で－25～＋25％まで5％毎に拡大縮小して，やせイメージ，肥満イメージを作成し，真の身体イメージの組み合わせで構成した，やせ課題，肥満課題，対照課題を用いた。これらの

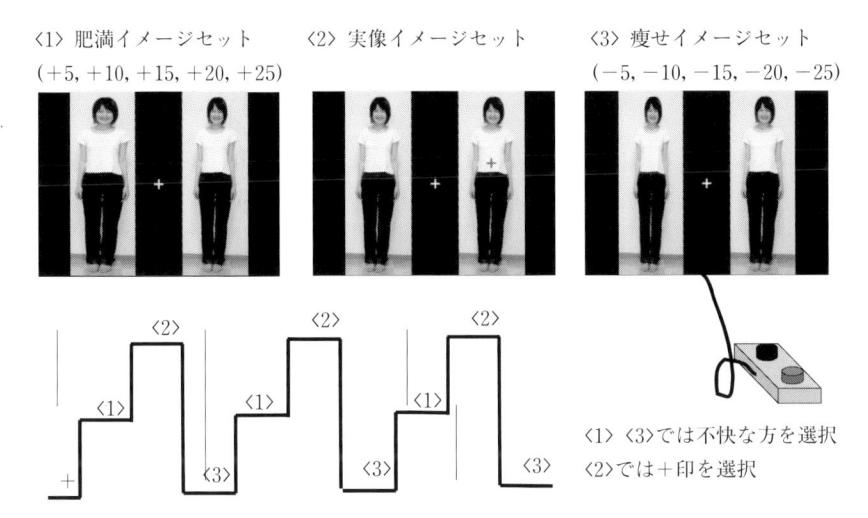

⟨1⟩ 肥満イメージセット　　⟨2⟩ 実像イメージセット　　⟨3⟩ 痩せイメージセット
（＋5，＋10，＋15，＋20，＋25）　　　　　　　　　　　　　　（－5，－10，－15，－20，－25）

⟨1⟩⟨3⟩では不快な方を選択
⟨2⟩では＋印を選択

図1　身体イメージを用いた Emotional Decision Task

　課題を30秒ごとに交互に3回ずつ繰り返すブロックデザインで行い，この間の脳活動をfMRIで測定した。肥満課題とやせ課題では，変形身体イメージと真の身体イメージを比較して，どちらがより不快かを選択し，ボタンを押して行い，対照課題では，赤い印がついているイメージを選択し，ボタンを押して行うよう教示した（図1）。測定された画像は解析ソフトSPM 99を用いて統計解析を行い，各被験者群で変形身体課題遂行中に対照課題遂行中と比較して有意に活動が上昇した領域を同定した[4]。

　行動指標として，女性は肥満イメージをより不快と選択する傾向が認められた。脳活動に関して，女性は対照課題遂行中と比較して肥満課題遂行中に，両側前頭前野と扁桃体を含む左大脳辺縁系で有意に活動が上昇し，対照課題遂行中と比較してやせ課題遂行中に，左前頭前野と帯状回を含む左大脳辺縁系や島を含む左傍辺縁系で有意に活動が上昇した。また男性は対照課題遂行中と比較して肥満課題遂行中に，一次，二次視覚野を含む右後頭葉と右側頭葉，右頭頂葉で有意に活動が上昇し，対照課題遂行中と比較してやせ課題遂行中に，一次，二次視覚野を含む左後頭葉と両側紡錘状回を含む側頭葉，右頭頂葉で有意に活動が上昇した（図2）[4]。

　すなわち，女性は変形身体イメージの認知には前頭前野，大脳辺縁系，傍

	肥満イメージ	痩せイメージ

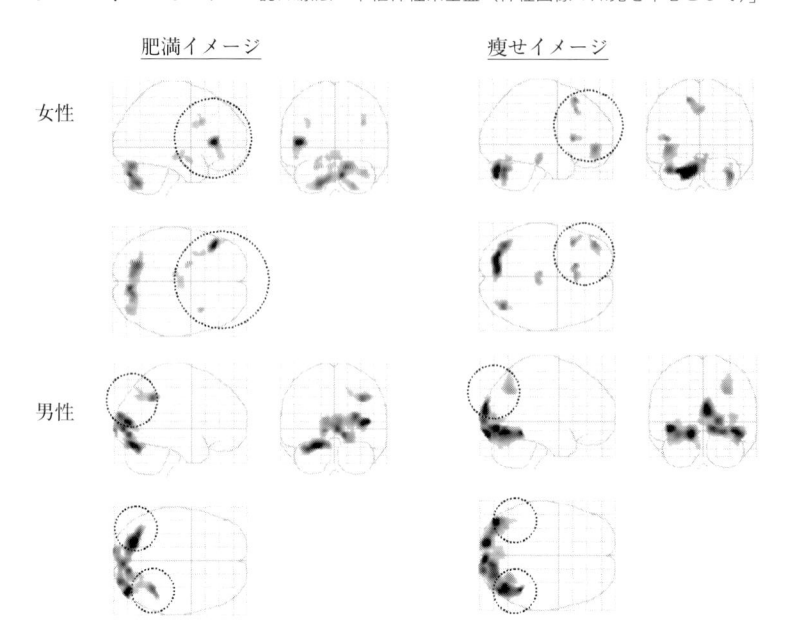

女性

男性

女性では前頭前野や扁桃体の活動がみられたのに対し，
男性では視覚野，頭頂葉，側頭葉の一部に活動がみられた。

図2　ストレスの認知に関する脳機能局在

辺縁系の活動が認められたことより，若年女性はこの刺激により，恐怖や自己についての注意を喚起され，情動制御するなど複雑な情緒的な認知処理を行っている可能性が示唆された。一方男性は変形身体イメージの認知には一次，二次視覚野，および側頭葉，頭頂葉の視覚経路の活動が認められたことより，若年男性はこの刺激の処理に際し，腹側経路を介した，色，形，顔つきなどの物体視や背側経路を介した，動き，回転などの空間視を行っている可能性が示唆された。このことから心理行動学的データより女性は今回の刺激をストレスと評価しており，ストレスの認知と前頭前野の関連が示唆された。

推論の誤りに関連した脳機能局在

　人間は悲しい出来事や苦しみに遭遇した時に気分が沈み悲嘆に暮れる。ところがうつ病では悲しい出来事ばかりでなく，喜ぶべき出来事や全く日常的な些細な出来事によっても気分が沈む。すなわち，ポジティブなものを過少評価し，ネガティブなものを過大評価する認知的特徴を有すると考えられる。

　例えば，将来に対する否定的な見方について，うつ病患者は独特の長期的見通しを持っているので，ある課題に取り組んでいることを考えたときに，失敗を予測しているといったことがあたる。そこで今回，われわれはうつ病の臨床症状の内，うつ病に特異的な重要な症状として将来に対する悲観的な見方といった推論の誤りに着目し，新規脳賦活課題を作成し，健常者とうつ病患者の脳機能局在の差異について検討した。

　対象はDSM-IVの大うつ病性障害の診断基準をみたす広島大学病院精神科・神経科入院服薬中のうつ病患者，および年齢・性別・利き手をマッチングさせた健常ボランティアである。全ての対象者からは，広島大学医学部倫理委員会の承認をうけたプロトコールに従い，書面による研究の目的と内容を説明した上で，文書による同意を得た。課題は，2つ1組の刺激（予告刺激S1と標的刺激S2）を一定の刺激間間隔（4 sec）でモニターに呈示し，S2後にボタン押し反応をさせる予期的反応課題を用いた。S1刺激として，○，△，□，＋の幾何学図形を呈示した（100 msec）。S2刺激として，International Affective Picture Systemより抽出した異なる情動価（快/不快/中性；各20枚）を持つスライドを呈示した（2 sec）。被験者は，○-快，△-不快，□-中性のようにS1-S2の組み合わせを固定した条件（予期可能条件）と，＋-快，＋-不快，＋-中性のようにS1は固定されS2はランダムな条件（予期不可能条件）を交互に行う課題を作成した。各条件を48秒ごとに交互に8回ずつ繰り返した。被験者には，S2刺激呈示後できるだけ早く右手の人差し指でボタンを押すように教示した。この間の脳活動をMRI装置（島津Marconi社製）を用いて撮像した。解析はSPM 99を用い，予期可能条件と予期不可能条件の時の脳活動領域を比較検討した。また，予期可

能条件において，快，不快刺激をそれぞれ予期している時の脳活動領域を同定した[4]。

健常者では，快刺激を予期している時では，左背外側前頭前野，左内側前頭前野，右小脳の活動が認められた。一方で，不快刺激を予期している時では，右下前頭前野，右内側前頭前野，右扁桃体，左帯状回前部，および両側の視覚野の活動がみられた[11]。これに対して，うつ病患者では，快刺激の予期に関連した左前頭前野の活動低下が示され，一方で，不快刺激の予期に関連した右腹外側前頭前野の活動低下，右内側前頭前野，帯状回前部腹側領域の活動亢進が示された[6]。

予備的な結果ではあるが，うつ病患者では左前頭前野の活動性が低下しており，将来に生じる事象のポジティブな評価が困難であることが考えられる。また，右前頭前野・帯状回前部腹側領域を含む脳内ネットワークの機能異常により，将来に生じるネガティブ事象の重要性の評価や入力処理の機能に異常がある可能性が示唆された。

すなわち，うつ病では快事象の予期は小さく，不快事象の予期では大きく脳が活動する可能性が推定され，うつ病に特徴的な推論の誤りと強く関連し，精神病理学的所見を支持する結果と考えられた。

抑うつスキーマに関連した脳機能局在

Beck[1]の抑うつスキーマに対して，Teasdale[10]はその仮説を補う形で，抑うつ的処理活性仮説（differential activation hypothesis）を提唱した。Teasdaleの理論は，抑うつ的処理はふだん潜在しているが，抑うつ気分の時に限って出現すると考え，抑うつ時には回復時と異なる（分化した）情報処理メカニズムが働くということを強調した。抑うつ的処理は，回復時には消えてしまうのではなくて，潜在するだけである。挫折や喪失体験などネガティブなライフイベントを体験した場合，誰でも嫌悪的であると認知し，落ち込みや軽い抑うつ気分を体験する。多くの人は短時間で自然に抑うつから回復していくが，抑うつ的な人は一度抑うつ状態になるとふだんとはまったく違った思考パターンがあらわれる。これが「抑うつ的情報処理の活性化」である。抑うつ的処理が活性化すると2つのことがおこる。まず昔のネガテ

ィブな記憶ばかりを思い出しやすくなる。またふだんならイヤとは感じないような弱いストレス体験も，このときは嫌悪的であると感じられるようになる。そこでもともとの体験がさらに嫌悪的なものと認知される。それにより，抑うつ気分はさらに高まる。このような循環ができあがる。こうしたループができあがると互いにフィードバックしながら増強するので抑うつが強まっていくとされている[9]。

　今回，われわれは，Teasdale の提唱した抑うつ的処理活性仮説（differential activation hypothesis）[10]に類似した抑うつに関連した脳内機構が存在することを明らかにしたので紹介する。うつ病の臨床症状の内，希望のなさや絶望感に着目し，強化学習の理論の中で非常に重要な要素である報酬予測のメカニズムがうつ病者では障害されていることを推測している[10]。すなわち，うつ病の患者ではこの強化学習において将来の報酬を予測していく機能が障害されているため，「将来の報酬への見通し」が立たず，じっとしていること（行動抑制）や短絡的な行動（自殺，衝動行為）を最適行動として選択する。さらに，この最適行動を選択する際の「将来の報酬への見通し」機能の調節にセロトニンが関与しているという仮説を考えている[2,12]。そこで，われわれはこの機能仮説を検証するための端緒として，健常者を対象にすぐに得られる小さな報酬と，時間をおいてもらえる大きな報酬のいずれかを選択している際の脳活動をfMRIを用いて測定した。さらにセロトニンの影響を検討するために，前駆物質であるトリプトファンの調節を行った。

　対象は健常ボランティア20例で，ATR及び広島大学医学部倫理委員会の承認をうけたプロトコールに従い，被験者には書面によって研究の目的と内容を説明して，文書による同意を得た。5Tの島津Marconi社製のMRI装置を用い，課題を遂行中のfMRIを撮像した。この課題では，被験者は画面上に提示される3種類の図形に対して左右2つのボタンのどちらを押すかを試行錯誤により学習する。図形ごとのボタンの選択に応じて＋20円，−100円など報酬金額が画面に表示されるとともに，ルールをもって図形が表示される。短期報酬予測条件では，被験者は単純に各図形に対して，より多くの報酬金額を与えるボタンを押すことを学習する。一方，長期報酬予測条件において大きな正の報酬が得られる図形を呼び出すには，まず小さな負の報酬を受けるボタンを選ばねばならない。つまり，目先の報酬にとらわれて

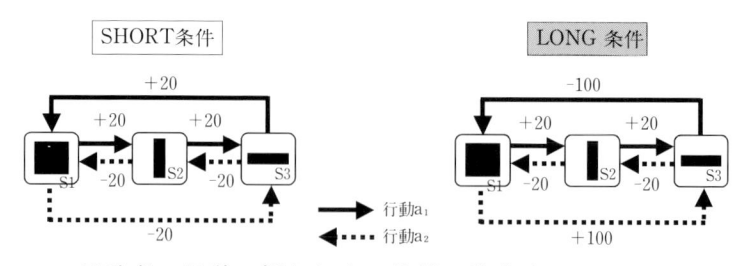

被験者の行動で報酬と次の状態が決定する

条件	SHORT条件	LONG条件	NO条件
報酬	一定額	ボーナスあり	0円
必要な機能			
長期の報酬予測	--	○	--
短期の報酬予測	○	○	--

図3　将来の報酬予測課題[7]

いては，長い目で見て最適な行動を取ることができない（図3）[7]。この2つの条件で被験者に交互に学習を行ってもらい，その脳活動を比較した。

その結果，短期報酬予測条件では前頭葉の下部や大脳基底核の一部に，長期報酬予測条件では前頭葉の外側部や頭頂葉，大脳基底核，小脳，また脳幹でセロトニンを伝達する細胞を多く含む縫線核に活動の増加が見られた。これらの結果から，短期と長期の報酬予測時には脳の異なる部位が活動すること，前頭葉側部，島皮質，線条体といった活動部位において，短期報酬予測条件は下部，長期報酬予測条件は上部といった位置的な関係が存在することが明らかになった。さらに，脳の各部位がどのような時間スケールにおける報酬予測に関わるかを調べるために，被験者の脳活動データを強化学習の理論モデルに基づいて解析した。具体的には，各被験者が実際に経験した図形と報酬の時系列を，強化学習のプログラムに疑似体験させ，報酬予測の学習を行わせた。この際，予測の時間スケールを決める値を6通りに変えて学習を行わせた。このようにして学習プログラムが推定した各被験者にとっての報酬の「予測値」と「予測誤差」信号と，各被験者の脳活動データとの相関を調べた。その結果，前頭葉と側頭葉の間に位置する「島皮質」の下部から上部に向けて，短い時間スケールから長い時間スケールでの報酬予測値に

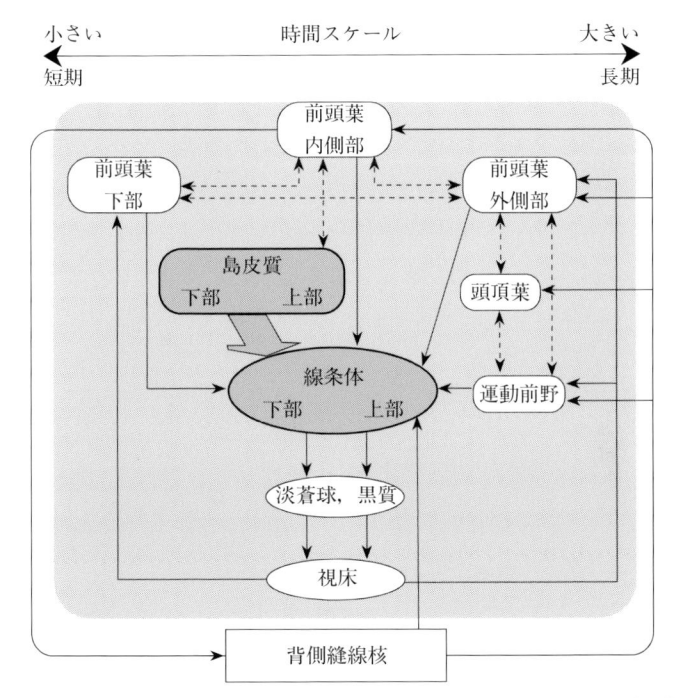

図4 異なる時間スケールの報酬予測には異なるネットワークが関与

相関する脳活動のマップを明らかにした。また大脳基底核の入力部にあたる線条体では，その下部から上部に向けて，短い時間スケールから長い時間スケールでの報酬予測誤差に相関する活動のマップを明らかにした[7]。

島皮質から線条体の間には，島皮質の下部は線条体の下部に，上部は上部にという並行的な結合が存在する。今回の実験結果は，これまで情動的な機能を司るとされていた線条体下部を含むネットワークが短期的な報酬予測に関わり，より高次な認知的機能を司るとされてきた線条体上部を含むネットワークが長期的な報酬予測に関わるという，時間スケールでの機能分化を示唆している（図4）。学習の理論モデルによる解析を行うことで，2つの条件間の脳活動の差を見るという，従来の解析ではわからなかった脳回路のより具体的な機能を特定することができた。

次に，われわれは，セロトニン神経系の時間的スケールを加味した報酬予

測機能に与える影響を明らかにするために、セロトニンの前駆物質であるトリプトファンの過剰負荷、正常、欠乏した3条件のアミノ酸飲料を服用した後、脳機能測定を行った。その結果、被殻で腹側から背側にかけて報酬予測の時間的スケールマップ（短期は腹側部、長期は背側部）を認めたこと、トリプトファン欠乏条件では被殻腹側部で短期時間スケールとの相関およびトリプトファン過負荷条件で被殻背側部と長期時間スケールとの相関が認められた[8]。すなわち、セロトニン機能が低下した状況では報酬予測が短時間スケールとなり、セロトニン機能が亢進した状況では長時間スケールに切り替わる可能性を示唆している。

これらの研究結果は、脳内の「報酬への見通し」機能が、線条体を中心とした分化した情報システムによってなされていること、この機能はうつ病との関連が示唆されるセロトニンによって調節を受けることなど、Teasdaleの提唱した抑うつ的処理活性仮説（differential activation hypothesis）[10]の存在の可能性を部分的に支持する結果と考えられた。

認知行動療法前後での脳活動の変化

最後に、実際にうつ病を対象とした認知行動療法前後での脳機能の変化について紹介する。われわれは、広島大学大学院心理臨床教育研究センターと共同でうつ病に対する集団認知行動療法プログラム（以下 CBGT）を作成し、CBGT 前後での脳機能を functional MRI を用いて評価した。CBGT グループは、1グループを患者5～6名で構成した。スタッフは3名で、臨床心理士2名、精神科医師1名、1人がリーダー講師としてセッション全体のまとめ役となり、残り2名はトレーナーとして、メンバーのサポートを行う形式とした。プログラムは入門編2回と10回のセッションを含む計12回から構成されている[3]。

対象は、広島大学病院精神科に通院中のうつ病患者で、CBGT に参加した12例（男性9例、女性3例、平均年齢41.6±8.75歳）及び、年齢・性別をマッチングさせた精神疾患の既往のない健常対照者11例（男性8例、女性4例、平均年齢41.6歳±9.9歳）とした。症例選択には、以下のような基準を設けた。適応基準はDSM-IVで気分障害（大うつ病性障害）の診断を

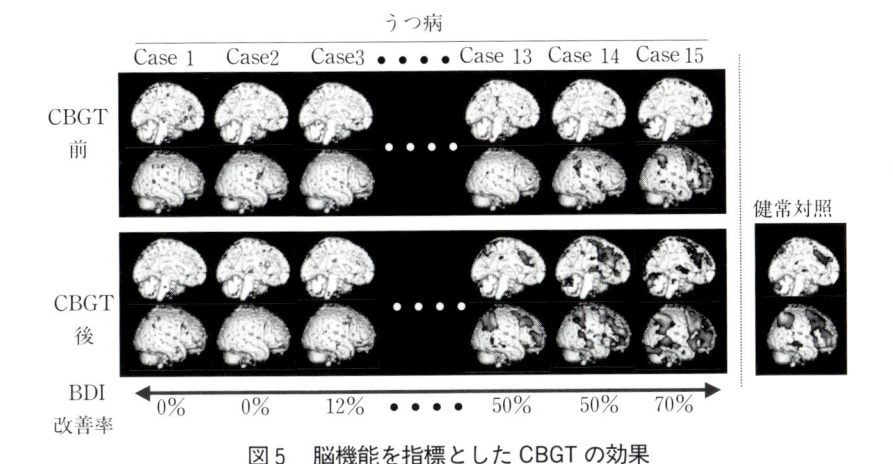

図 5　脳機能を指標とした CBGT の効果

満たすもので，対象年齢は 18 歳～60 歳とした。薬物療法については，CBGT の導入時における薬物の種類・量を継続することとした。なお本研究は広島大学倫理委員会の承認を受け，被験者には書面によって研究の目的と内容を説明して，文書による同意を得た上で行った。

今回は脳賦活課題として「将来の報酬予測に基づく意志決定課題[5]」を用いた。本課題ではすぐに得られる小さな報酬と，時間をおいてもらえる大きな報酬のいずれかを選択するようになっており，課題には 2 つの条件が設定されている。各条件の設定を以下に示す。意志決定条件は，時間軸と報酬額が異なる条件（immediate vs. delayed condition）で，右ボタン（長期 50 円）を選ぶと○が 1 回出ただけでは報酬がもらえず，3 回連続で○が出れば報酬がもらえる。対照条件は，時間軸を含まず報酬額のみが異なる条件（immediate condition）で，短期 50 円，短期 10 円と表示され，左右どちらのボタンを押しても，○が 1 回出れば選択した報酬がもらえる。被験者は 2 条件を交互に 4 ブロックずつ行い，その間の脳活動を fMRI により撮像した。尚，ブロックごとに○が出る確率を 60～90 ％の間で変化させており，被験者はフィードバックを参照してどちらの選択を行うか決定した。

その結果，健常者群では，右前頭前野・右頭頂葉・帯状回前部・視床・尾状核・左小脳において，有意な活動を認めたのに対して，うつ病患者群では

すべての領域において有意な活動を認めなかった。次に両群の活動を直接比較すると，左小脳・右頭頂葉・右前頭前野で有意差が認められた。CBGT前後の変化を個人別に検討した。治療プログラムの前後でBDIが変化した群と変化しなかった群で脳活動の改善に差が認められた。BDIの改善度が高い症例では，治療後の脳活動が健常者に近いレベルまで改善した（図5）。

　すなわち，今回提示した結果は予備的なものであるが，うつ病の様々な認知の障害に関連した課題を作成し，脳機能画像的手法を組み合わせることにより，うつ病患者の治療前後の脳機能の変化を直接測定しうる可能性が示唆された。今後，たとえば，「自己」や「他者との関係」など，他の認知の歪みに関連した課題なども作成し，評価することによりうつ病の脳機能を多面的に評価することができる。将来的には，脳機能画像的手法がうつ病の脳機能の客観的指標となることが期待される。

おわりに

　現段階では，脳科学とうつ病の認知療法との直接的な接点は多くない。しかしながら，うつ病を感情に関連した認知の障害モデルとしてとらえ，うつ病の病態をみていくことでより有効な治療法の確立も可能となる。今後，両分野が互いに影響し合いともに発展していくことを期待する。本発表がうつ病の脳科学的研究に興味を持つ人だけでなく，うつ病の治療にたずさわる方々の参考になれば幸いである。

■文　献

1) Beck AT：Depression Clinical, Experimental, and Theoretical Aspects, Hoeber, New York, 1967.
2) Doya K：Metalearning, neuromodulation, and emotion. In：(eds.), Hatano G, et al. Affective Minds, Elsevier Science B.V. pp 101-104, 2000.
3) 木下亜紀子，鈴木伸一，松永美希，他：うつ病を対象とした集団認知行動療法プログラムの有用性，精神経誌 108：166-171，2006.

4) Kurosaki M, Shirao N, Yamashita H, et al: Distorted images of one's own body activates the prefrontal cortex and limbic/paralimbic system in young women : A functional magnetic resonance imaging study. Biol Psychiatry 59 : 380-386, 2006.
5) Okada G, Okamoto Y, Ueda K, et al : Selection between small, immediate rewards and large, delayed rewards in prediction of future reward : An fMRI study（in submission）.
6) 岡本泰昌，岡田剛，上田一貴，他：情動・行動の脳内機構に関する fMRI 研究―うつ病の病態解明に向けて―．心身医学 45：439-447, 2005
7) Tanaka S, Doya K, Okada G, et al: Prediction of immediate and future rewards differentially recruit cortico-basal ganglia loops. Nature Neurosciences, 887-893, 2004.
8) Tanaka S, Schweighofer N, Asahi S, et al: Serotonin differentially regulates reward predictive striatal activities in short and long time scales（in submission）.
9) 丹野義彦：心理アセスメントは精神病理学と心理治療にどう役立つか？　認知理論の最近の動向　抑うつスキーマ論争と Teasdale の抑うつ理論．精神科診断学 9：543-554, 1998.
10) Teasdale JD : Cognitive vulnerability to persistent depression. Cognition and Emotion 2 : 247-274, 1988.
11) Ueda K, Okamoto Y, Okada G, et al : Brain activity during expectancy of emotional stimuli : An fMRI study. Nueroreport 14 : 51-55, 2003.
12) 山脇成人，岡本泰昌：強化学習と精神医学．医学のあゆみ，202：193-196, 2002.

「OCD に対する行動療法の神経科学的基盤」

中尾智博*

はじめに

強迫性障害（Obsessive Compulsive Disorder；OCD）は，繰り返し生じる強迫観念と過剰に繰り返される強迫行為を病像の特徴とし，通常強い不安や苦痛を伴うものである。

その病態については，行動療法理論による不安の学習モデルが臨床的に有用な理解をもたらし，実際の治療の発展にも大きく貢献した。そのため現在 OCD の精神療法は行動療法理論に沿って行われることが多くなっている。

一方，OCD にみられる特徴的な強迫症状は局所脳損傷の患者や神経変性疾患でも類似の症状がみられることから，早くから生物学的な素因の関与が示唆されてきた。さらに近年，臨床的に Clomipramine や Selective Serotonin Reuptake Inhibitor（SSRI）などのセロトニン選択性の強い薬物の有効性，機能的脳画像研究における前頭眼窩面や基底核の過剰活性，さらには神経心理研究の領域からも OCD に特徴的な機能障害が示唆されている。これらの，いわば神経科学的基盤の解明が，OCD の病態理解においてより重要性を増しつつあるといえよう。

このような背景をふまえた上で，本稿ではOCD に対する行動療法の神経科学的基盤について検証を行いたい。その際，まず行動療法理論による OCD のとらえ方と治療についての説明，さらに生物学的な立場からの知見

*九州大学大学院医学研究院精神病態医学

と病態仮説を示し，著者らが行っている機能的脳画像を用いた臨床研究の結果を呈示する。その上で今後の治療の方向性について論じてみたい。

行動療法理論による OCD の捉え方と治療

行動療法理論では OCD の病態について，不安の学習という考え方を中心に説明がなされる[3]。病態の理解と治療技法の中心となっているのは新行動 S-R 仲介理論と呼ばれる，行動療法の主幹の1つとなる理論である。この理論によると，神経症性の不安は学習によって生じ，それがさらに行動の動因となって症状を形成しており，この学習された不安の軽減が治療上重要であるとしている。実際の臨床では，他の行動療法理論も取り入れられているので，治療の流れに沿って説明する。

行動療法では問題となっている行動について，行動分析という方法でその刺激と反応のメカニズムを把握することが行われる。この際，セルフモニタリングといわれる，様々な刺激に対する自覚的不快感の記録などを行いながら，個々の患者の刺激-反応のパターンについて把握していくことが多い。OCD においては多くの場合，強迫行為は一時的な安心にはつながっても次には同じ刺激でより強い不快感を生じ，さらにより軽微な刺激にも不快感を生じるといった悪循環を生じている。これが OCD における不安の学習のもっとも典型的なモデルである。この悪循環を踏まえた上で患者の行動パターンを分析し，様々な刺激に対する不安の強さについて，不安階層表（ハイラキー）を作成する。その課程で，患者と治療者は問題となっている強迫症状に関連した行動パターンとそれに伴う不安の変化について理解を深めていく。

曝露反応妨害法は上記のような学習された不安を解学習していく技法である。この技法では，刺激状況において強迫観念とともに不安が高まった時に，強迫行為という形ですぐに不安を下げるような対処をしてしまわずに，不安と直面しながら自然と不安が下がる体験を繰り返すことを主体とする。それによって強迫観念の生起頻度や不安の程度は次第に軽減していくと考え

られる。すなわち，不安惹起状況への長時間の曝露を行うことで，不安の条件づけは消去されることを利用したものである。

　OCDの行動療法に関してこの曝露反応妨害法という技法に注目が集まってしまうが，不安に直面化する行為は，結果的に改善をもたらすとはいえ困難と苦痛を伴うものである。そのため，実際にそれを援用する際は患者に対して行動分析に基づく症状メカニズムと曝露反応妨害法のもつ意味についての十分な説明と理解が重要である。また，行動分析-ハイラキー作成-曝露という一連の流れの中では，応用行動分析理論や社会学習理論に基づく技法も併用されることにより，より効果的な治療が可能となる。また，症状のメカニズムはある程度共通とはいえ，どのような刺激によってどのような反応が生じているかは，個々の患者によって異なる。そのため治療は各患者の症状に応じて柔軟に進める必要がある。治療によって十分な効果が得られない場合，最初に立てた仮説を再検証して治療技法を修正し適用する必要がある。仮説と検証を繰り返しながら問題解決的に治療を進めていけるのも行動療法の特長であるといえよう。

OCDの神経科学的基盤

　次に神経科学的な見地からのOCD病態仮説について述べる。ここではOCDの臨床症状の基盤として神経心理障害と脳機能障害が推測されている。まず神経心理学的には遂行機能や注意機能，そして非言語的記憶の障害が推定されている。遂行機能は，知覚や記憶，言語などの認知機能を統合し制御するより高次の脳機能で，前頭葉が主要な働きをすると考えられている。遂行機能が司るのは行動目標の設定から行動の円滑な実行までであるが，その障害によって適切な行動の選択や柔軟な行動の切り換えに障害が生じる。またこれと関連して，同じく前頭葉機能に関連した選択的注意や抑制機能，流暢性，working memoryの障害を示唆した報告もみられる。遂行機能とともに論じられているのが，非言語的記憶の障害である。記憶を構成する記銘，保持，想起の要素のうち，OCDでは前頭葉機能と関連が深い記銘と想

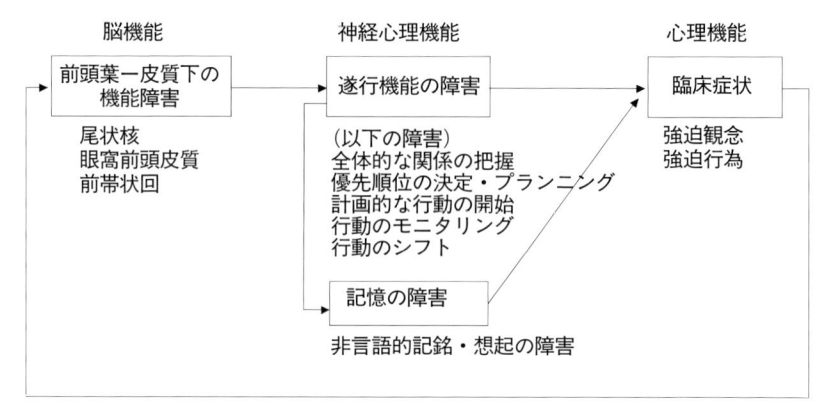

```
        脳機能              神経心理機能              心理機能
  ┌──────────────┐      ┌──────────────┐        ┌──────────┐
  │ 前頭葉-皮質下の │─────→│  遂行機能の障害 │───┐   │  臨床症状  │
  │   機能障害    │      └──────────────┘   │   └──────────┘
  └──────────────┘       (以下の障害)         │    強迫観念
     尾状核              全体的な関係の把握      │    強迫行為
     眼窩前頭皮質         優先順位の決定・プランニング│
     前帯状回            計画的な行動の開始      │
                       行動のモニタリング       │
                       行動のシフト            ↗
                      ┌──────────────┐
                      │   記憶の障害    │
                      └──────────────┘
                      非言語的記銘・想起の障害
```

図1　OCDの神経心理モデル[7]

起の障害，なかでも非言語性記憶の障害を示す報告が多い。この記憶障害に関しては，遂行機能障害との連動性や，情動記憶，偶発的な出来事に関する記憶との関連性，あるいは強迫症状によって記憶に関する確信性が揺らいでいることの影響などが指摘されている。

　一方，OCDの機能画像研究は1980年代後半PETやSPECTの登場によって始まり，最近ではfunctional MRI (fMRI) によって簡便かつ非侵襲的に脳賦活課題試験を実施できるようになったことでいっそう盛んに行われるようになっている。機能画像研究によって，OCDにおける前頭葉・基底核領域，特に前頭眼窩面・前帯状回・尾状核における機能異常が示されている。OCDではこれらの領域の代謝や血流が増加しているという報告が多く，うつ病などにおける前頭葉の機能低下とは対照的である。また，症状誘発課題や神経心理課題による賦活研究でも，前頭葉の機能異常が示されている。また，治療前後の機能画像研究によって，治療前に認められた前頭葉・基底核領域の過活動が治療後に収束することが報告されており，強迫症状とこれらの脳領域の密接なつながりを示唆している。

　さて，上記に述べたような神経心理研究，機能的脳画像研究と臨床症状の

つながりはどのように解釈したらよいのであろうか。1つの仮説として, 図1のようなモデル[7]が考えられている。これは脳機能異常としての前頭葉の過剰活性, 神経心理障害としての遂行機能や記憶の障害, それらと臨床症状が相互に影響を与えながら存在しているという仮説である。OCDの病態を理解する際, 脳に一元的にその原因を求めるのではなく, 臨床と脳病態の連続性に重点を置いており, 興味深い仮説である。行動療法理論によって説明されたOCDにおける不安の学習と, 悪循環的に増悪する強迫症状の成立課程には, その背景にこれらの神経心理および脳機能の問題が存在する可能性がある。今後, その関係性を明らかにしていくのが生物学的研究の課題の1つであるといえよう。

著者らが行っているOCDの臨床研究

このような背景の下, 著者らはOCDの臨床研究を行っている。その目的の1つは, OCDの前頭葉の機能異常と神経心理機能や臨床症状の関連を明らかにすることであり, これは上述の神経科学的基盤に関する仮説の検証であるともいえる。そして神経心理障害や脳機能障害が治療によって改善するか否かを明らかにすることがもう1つの目的である。このような目的をもって, 本研究ではfMRIを用いた脳賦活試験によってOCDにおける脳の賦活部位とその治療による変化を測定し, OCDの病態に関与する脳部位を同定することを試みた。

対象と方法

本研究の対象患者は九州大学病院精神科を受診した患者で協力の得られた24名のOCD患者である。また14名の健常対照者にもfMRI撮影を行い, 比較した。OCDの診断はSCIDによる構造化面接で確定し, 大うつ病を含む他のDSM 1軸診断は除外した。薬物の既服用者に関しては2週間以上のwash-outを行った。対象者はRandomized Controlled Trialによって, 行動療法とfluvoxamineによる薬物療法, そして対照統制群 (自律訓練法＋

placebo）の 3 群に割り付けられ，それぞれ 12 週間の治療を行い，その前後で fMRI 撮影を行っている。なお今回，治療前後の画像については行動療法（N＝6）ないし薬物療法（N＝4）が割り付けられた 10 名を対象としてデータ解析を行った。

　治療に関して，行動療法は「強迫性障害の治療ガイド」を用いながら曝露反応妨害法を主技法として週 1 回のセッションおよび毎日のホームワークという形式をとりながら実施した。Fluvoxamine は 25 mg/day から開始し，漸増後 200 mg/day を 8 週間以上持続投与した。

　臨床症状について，Yale-Brown Obsessive Compulsive Scale（YBOCS）による強迫症状の評価と，Hamilton Depressive Rating Scale（HDRS）によるうつの評価，State Trait Anxiety Inventory（STAI）による不安の評価を実施した。神経心理機能は Wechsler Adult Intelligence Scale-Revised（WAIS-R），Stroop test，Wisconsin Card Sorting Test（WCST，慶応式変法），Wechsler Memory Scale-Revised（WMS-R）を用いて評価した。

　fMRI は 1.5 テスラの臨床用 MRI 装置を用いて撮像を行った。スキャン中に Stroop 課題，N-back 課題，症状誘発課題を施行し脳の賦活を試みた。すべての課題は，block design という，対照条件と課題条件を繰り返す撮像方法によって実施された。データの解析には SPM 99 を用いた。

　最初の Stroop 課題では，MR 撮影室内に設置されたスクリーンに漢字が 1 文字ずつ投射された。対照条件では漢字の読みと塗り色が同じで，課題条件では漢字の読みと塗り色が異なる。（例えば，「赤」という漢字が青色で塗ってある。）どちらの条件下でも塗り色を思い浮かべてもらうこととした。この課題は選択的な注意に関連する脳部位を調べる目的で実施した。

　次の N-back 課題では，やはりスクリーン上に PC から 4 つの升目が映写され，升目のいずれかにランダムに赤いドットが点灯する。対照条件では直前に点灯したところを手元に置いたパッドに示してもらう。課題条件では直前に点灯したドットから数えて 3 つ前に点灯したドットの位置を指さしてもらう。これは working memory を調べる課題として用いられた。

　3 番目の症状誘発課題では，対照条件では野菜，花，果物の名前，課題条

表1　症例Aのハイラキー

- 100：ガスの栓の確認
- 90：アイロン，ジャーのコードを抜いたかの確認
- 80：給湯器のランプが消えているかの確認
- 70：戸締まりの確認
- 60：トイレットペーパーが床についていないか
  トイレの水が出っぱなしになっていないかの確認
- 50：外出時にコンセントに何もささっていないかの確認
- 40：外出時に電気が消えているかの確認
- 30：洗面所や庭の水が出ていないかの確認
- 20：外出時に留守電の設定が出来ているかの確認
  外出時にテレビが消してあるかどうかの確認
  バッグのファスナーがきちんと締まっているかの確認
- 10：洗剤がきちんと入ったか
  洗濯物が洗濯機に残っていないかの確認

件では症状に関係する言葉，例えば汚染恐怖であればトイレとか便，尿という言葉を想起してもらった。

以上のような方法に基づき研究を実施した。その結果について，まず1例のデータ解析結果[2]，ついで，グループ解析の結果（健常者との比較および治療前後比較）を呈示する。

結果1：ケース解析

本ケース（症例A）は，行動療法が割り付けられたケースである。Aは49歳女性，主婦。主訴は火の元や戸締まりが気になり，外出に苦労するというものである。現病歴であるが，35歳時に第2子が未熟児出産で心配ごとが多かったころから火事の心配などに関する確認強迫が出現し，38歳時には運転の際，人をはねていないかの確認が出現した。また戸締まりや火の元の確認も増え，日常生活にも支障が出るようになった。39歳以降，複数の精神科を受診し，支持的精神療法や薬物療法によって，抑うつは改善したが強迫症状は持続していた。最終的に外出も困難となって49歳当科初診した。

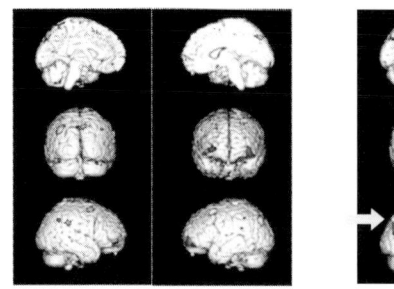

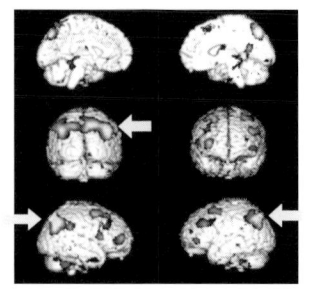

治療前　　　　　　治療後　　p＜0.001, uncorrected

図2　症例Aの画像（N-back課題）[2]

治療後に頭頂葉領域の広範な賦活が見られる。

　行動分析の結果，Aは火事や泥棒の心配から過剰な確認行為に至っていた。また確認行為が苦痛であるため外出を避け，車の運転はやめ，家族に確認の手伝いを頼むといった，回避や巻き込みの症状も認めた。ハイラキー（不安階層表）ではガスの元栓の確認，アイロンや炊飯ジャーのコードを抜いたかの確認など，自分の責任で火事をおこすことへの不安が上位にきていた（表1）。

　治療は，このハイラキーに沿ってまず不安度50までの確認はしないこと，回避を避けるために毎日外出をすること，そして人に確認をしてもらわない，という治療課題を設定した。しかし，この課題を始めたところAは外出前にとる行動を控えて強迫観念や不安が生じないようにしたり，自分の行動について頭の中でそのイメージを繰り返して思い浮かべる，メンタルチェッキングを行うようになった。そこで課題を修正して，気持ちが落ち着かないまま外出準備をして，頭の中で思い返しもせず，すぐ玄関を出て出発することとし，十分な反応妨害が行われるようにした。治療後期には外出前に洗濯物をたたんだり，食器を洗ったり，来客や電話に応じるといった課題によってより積極的な曝露を行った。

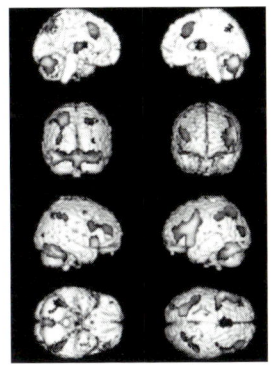

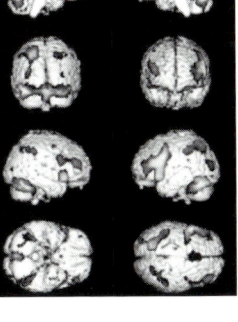

p＜0.05, corrected

OCD群（N＝24）　　　　　健常対照群（N＝14）

図3　Stroop課題施行時の賦活部位（OCD vs 健常対照群）[4]

両群ともに，背外側前頭前野，前帯状回，尾状核などに賦活を認める。
前帯状回，尾状核，頭頂葉などにおいては健常群により強い賦活を認めた。

　このような治療の結果，Y-BOCSの得点は治療前の33点（最重度）から12週間のセッション後には10点（軽症以下）まで減少した。さらに症状の改善にともなって，WMS-Rなどの神経心理検査において記憶機能の全般的な改善を認めた。fMRI所見でも，N-back課題における頭頂葉の賦活が治療後広範に増加していた（図2）。本症例の結果は，行動療法による症状改善が脳の活動や神経心理機能の改善を伴う可能性を示唆していたが，より信頼性の高い結果を得るためには複数例のデータの集積による統計解析が必要になる。その結果について次に示す。

結果2：健常者との比較

　Stroop課題施行時の賦活部位をOCD患者24名と健常対照者14名で比較したデータである（図3）[4]。両群ともに背外側前頭前野，前帯状回，尾状核に類似の賦活を認める。しかし，健常群は前帯状回，尾状核，頭頂葉においてOCD群より強い賦活を認めた。

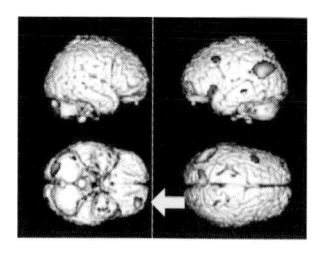

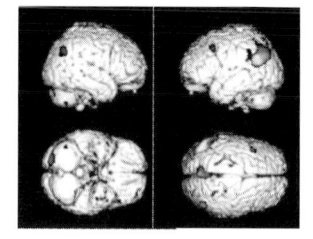

治療前　　　　　　　　治療後　　　p＜0.05, corrected

図4　治療前後での賦活部位（症状誘発課題，N＝10）[5]

治療前，左前頭眼窩面，左後頭葉，右小脳の賦活を認めた。
治療後，左前頭眼窩面の賦活が減少していた。

結果3：治療前後比較

次に治療を行った際の変化について対象となったOCD 10名のStroop課題および症状誘発課題のデータを示す。臨床所見では，Y-BOCSのスコアが29.0±3.6から14.6±9.2に減少し，十分な改善が確認された。画像解析の結果，Stroop課題において，治療前，左の前頭前野，頭頂葉，右の小脳に有意な賦活が認められた。治療後も類似の賦活を認めたが，頭頂葉や小脳といった後方脳領域の賦活は治療前よりも強く生じていた。症状誘発課題に関しては，治療前，左前頭眼窩面，側頭葉および頭頂葉に賦活が見られたが，前頭眼窩面の賦活は治療後に減少していた（図4）[5]。

考　察

今回の結果をまとめると，Stroop課題に関しては背外側前頭前野の活動がもっとも強く，この部位が注意機能に関連していることが示された。さらに特徴的所見として後方脳の活動が治療後に増えていた。一方，症状誘発課題では前頭眼窩面，前帯状回といった部位の活動が治療後に減少していた（表2）。

表2　fMRI結果のまとめ

	OFC	DLPFC	ACC	ParCx	Cerbl
Stroop課題					
治療前		↑↑			
治療後		↑↑	↑	↑↑	↑
症状誘発課題					
治療前	↑	↑	↑	↑↑	
治療後				↑↑	

OFC：前頭眼窩面　DLPFC：背外側前頭前野　ACC：前帯状回
ParCx：頭頂葉　Cerbl：小脳

症状誘発課題で治療前に見られた前頭葉領域の過剰活性に関して，Baxter らは OCD では前頭眼窩面と視床，尾状核といった部位を結ぶ神経回路の相互の促進・抑制の調節メカニズムが不調となった結果，これらの領域の過剰活性が生じるとする OCD ループ仮説を提唱した（図5）[8]。著者らの研究所見はこの OCD ループ仮説とも合致するものであるといえる。今回の結果はさらに，このような前頭葉-皮質下領域の過剰活動が治療後に収束したことにともなって，OCD の神経心理機能に関与する後方脳領域の活動の回復が起こった可能性を示唆するものであった。

神経科学研究と行動療法による OCD 治療の今後の可能性

我々の今回の結果は，OCD の脳機能と神経心理機能の障害を示し，さらにその行動療法による回復の可能性を示した。行動療法理論では，強迫症状は不安を動因とした行動の強化学習現象として説明され，曝露反応妨害法はこれを解学習するものである。一方，神経科学的基盤から捉えると，強迫症状は前頭葉と皮質下回路の循環的な神経発火現象，OCD ループとして説明される。行動療法は不安の解学習を通してこの OCD ループといわれる回路に何らかの影響を生じていると考えられるが，どのような神経科学的介入に

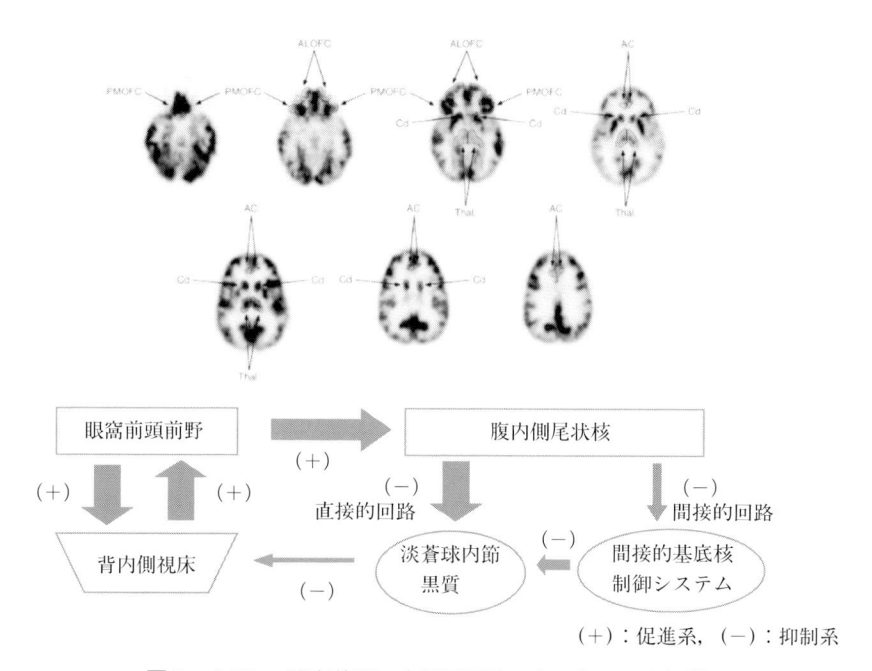

図5 OCDの眼窩前頭—皮質下回路のネットワーク仮説[8]

（＋）：促進系，（－）：抑制系

よってそれが起こっているのかについては，未だ不明な点も多い。また，脳機能所見が状態像としての強迫制縛状態を示しているだけなのか，それとも脳機能の異常が強迫症状を引き起こしているのか，いわゆる原因か結果かという問いへの結論も導き出すことは現時点では困難である。しかし著者らの今回の研究結果は，行動療法が臨床レベルのアプローチによって，神経心理機能，脳機能にも一定の変化を与えることの傍証になったと思われる。

それでは，今後のOCD治療において，脳機能研究はどのような役割をになうのであろうか。OCDは行動療法，薬物療法の有効性が証明されているとはいえ，依然治療抵抗性を示す患者の多い疾患である。その背景に，OCDにおける異種性の問題があることが示唆されている。ひとつの提案と

して，ロンドン大学のMataix-Colsは確認強迫や洗浄強迫といったそれぞれの症状によって，脳の局所活動は異なるのではないかという仮説を示している[1]。彼の行ったfMRI研究によると，洗浄の誘発課題においては腹内側前頭前野により強い賦活を示す一方，確認の誘発課題では基底核や背側前頭葉領域に強い賦活があった。この結果は強迫症状の病態に応じて異なるニューロン回路の機能異常が関与している可能性を示している。また，これまでは，洗浄強迫者とか確認強迫者というふうにタイプ別に分ける考え方がされていたが，彼は個々の患者にこれらの各要素が含まれていて，その割合によって脳の活動も異なるというmulti-dimensional modelという仮説を提唱している。この考え方はOCDのサブタイプの理解と治療法の選択において，1つの重要な示唆をあたえるものであろう。

OCDのサブタイプと治療に関する研究は現在盛んに行われている。著者らは罹病期間の長さと神経心理機能，治療反応性の関連を調べている。30名余を対象とした研究の結果，10年以上の長期罹病者はそれ未満の短期罹病者と比較して神経心理検査で注意集中機能や遅延再生機能の低下を認め，薬物治療に対する反応性も低下していた[6]。さらに短期罹病者と長期罹病者のfMRI画像の比較解析を行ったところ，視床や右の背外側前頭前野の活動に差異が生じていたい。つまり罹病の長さが，OCD患者の脳機能や神経心理機能，治療反応性に影響を与えている可能性も考えられる。

このように神経科学的見地から，神経心理機能異常と局所脳機能異常，あるいはそれらの機能に重症度や症状亜型，発症時期，合併する精神疾患が与える影響を調べることによって，OCDの生物学的な病態解明と適切な治療技法の選択に関する新たな知見が得られることが期待される。そのことによって，例えばslownessやhoardingといった特殊なタイプや曝露反応妨害法が有効でないタイプのOCDでは，背景に脳や神経心理の問題が見つかり，より科学的な説明と効果的な治療戦略の構築が可能になるかもしれない。また，脳や神経心理機能の評価によっては，三環系抗うつ薬や抗精神病薬の積極的使用による行動療法の治療効果増強が期待されるケースも出てくるであろう。今後は治療前の病態の詳細な評価と，治療による臨床症状の変

化と脳や神経心理機能の変化との関連を捉えることによって，神経科学的な見地から行動療法の科学性，確実性を高め，より精度の高い治療戦略を構築していくことが期待される．

おわりに

OCD に対する行動療法の神経科学的基盤について論じた．今回の我々の研究を含めたこれまでの研究から，OCD に対する行動療法は，臨床症状の変化とともに，その基盤となる脳機能や神経心理機能にも変化を生じさせていることが示唆された．今後は脳機能研究，神経心理研究の発展によって OCD の神経科学的な病態解明が進むことで，行動療法における OCD の病態理解や，治療技法選択においても，より科学的妥当性が高まることが期待される．

■文　献

1) Mataix-Cols D, Wooderson S, Lawrence N, et al：Distinct neural correlates of washing, cheking and hoarding symptom dimensions in obsessive-compulsive disorder. Arch Gen Psychiatry, 61：564-576, 2004.
2) 鍋山麻衣子, 吉浦敬, 中尾智博, 他：行動療法が有効であった強迫性障害症例の脳機能画像．強迫性障害の研究 (6)，星和書店, 東京, pp 53-59, 2005.
3) 中川彰子, 中尾智博：情動と行動変容―強迫性障害をモデルとして―．田代信維編：情動とストレスの神経科学，九州大学出版会，福岡, pp 233-245, 2002.
4) Nakao T, Nakagawa A, Yoshiura T, et al：A functional MRI comparison of patients with obsessive-compulsive disorder and normal controls during a Chinese character Stroop task. Psychiatry Research Neuroimaging 139：101-114, 2005.
5) Nakao T, Nakagawa A, Yoshiura T, et al：Brain activation of patients with obsessive-compulsive disorder during neuropsychological and symptom provocation tasks before and after symptom improvement: a functional MRI study. Biological Psychiatry 57：901-910, 2005.

6) 中尾智博, 中谷江利子, 鍋山麻衣子, 他：強迫性障害の神経心理機能と治療反応性に罹病期間が与える影響. 精神経誌 107：1286-1298, 2005.
7) Savage CR：Neuropsychology of obsessive-compulsive disorder：research findings and treatment implications. In：(eds.), Jenike MA, Baer L, Minichiello WE, Obsessive-Compulsive Disorders: Practical Management. 3rd ed. Mosby, St. Louis, pp 254-275, 1998.
8) Saxena S, Blody AL, Schwartz JM, et al.：Neuroimaging and frontal-subcortical circuitry in obsessive-compulsive disorder. Br J Psychiatry 173：26-37, 1998.

執筆者一覧 （五十音順）

上田一貴	広島大学大学院教育学研究科附属心理臨床教育研究センター
岡本泰昌	広島大学大学院医歯薬学総合研究科精神神経医科学
尾崎紀夫	名古屋大学大学院医学系研究科精神医学分野
貝谷久宣	医療法人和楽会
笠井清登	東京大学医学部附属病院精神神経科
加藤進昌	東京大学大学院医学系研究科脳神経医学専攻精神医学分野
木下亜紀子	広島大学大学院医歯薬学総合研究科精神神経医科学
熊野宏昭	東京大学大学院医学系研究科ストレス防御・心身医学
鈴木伸一	広島大学大学院教育学研究科附属心理臨床教育研究センター
中尾智博	九州大学大学院医学研究院精神病態医学
中野東禅	曹洞宗総合研究センター
松永美希	広島大学大学院医歯薬学総合研究科精神神経医科学
山末英典	東京大学大学院医学系研究科脳神経医学専攻精神医学分野
山脇成人	広島大学大学院医歯薬学総合研究科精神神経医科学

編者略歴

貝谷久宣（かいや ひさのぶ）

1943年，愛知県に生まれる。医学博士。医療法人和楽会理事長。
1968年，名古屋市立大学医学部卒業。ミュンヘンのマックス・プランク精神医学研究所研究員，岐阜大学医学部助教授，自衛隊中央病院神経科部長をへて，1993年，なごやメンタルクリニックを開院。パニック障害の治療を数多く手がける。
1995年，パニック障害研究所センターを併設。
1997年，NPO 不安・抑うつ臨床研究会を組織。
1999年より5年間，東京大学医学部心療内科非常勤講師を務める。『パニック障害の理解と看護』（医薬ジャーナル），『脳内不安物質』（講談社ブルーバックス），『対人恐怖』（講談社健康ライブラリー）など，不安障害やパニック障害に関連する編著書多数。

認知療法 2006　第5回日本認知療法学会から

2006年10月7日　初版第1刷発行

編　著　貝　谷　久　宣
発行者　石　澤　雄　司
発行所　㈱星　和　書　店
　　　　東京都杉並区上高井戸 1-2-5　〒168-0074
　　　　電話　03（3329）0031（営業）／03（3329）0033（編集）
　　　　FAX　03（5374）7186

© 2006　星和書店　　　Printed in Japan　　　ISBN 4-7911-0612-1

認知療法全技法ガイド
対話とツールによる臨床実践のために

ロバート・L・リーヒイ 著
伊藤絵美、佐藤美奈子 訳

A5判
616p
4,400円

侵入思考
雑念はどのように病理へと発展するのか

D.A.クラーク 著
丹野義彦 訳・監訳
杉浦、小堀、山崎、高瀬 訳

四六判
396p
2,800円

統合失調症の早期発見と認知療法
発症リスクの高い状態への治療的アプローチ

P.French、A.P.Morrison 著
松本和紀、宮腰哲生 訳

A5判
196p
2,600円

認知療法入門
フリーマン氏による治療者向けの臨床的入門書

A.フリーマン 著
遊佐安一郎 監訳

A5判
296p
3,000円

認知療法・西から東へ

井上和臣 編・著

A5判
400p
3,800円

発行：星和書店　http://www.seiwa-pb.co.jp　価格は本体(税別)です

認知療法・認知行動療法 カウンセリング 初級ワークショップ	伊藤絵美 著	A5判 212p 2,400円
〈DVD〉 認知療法・認知行動療法 カウンセリング 初級ワークショップ	伊藤絵美	DVD2枚組 5時間37分 12,000円
認知療法・認知行動療法 面接の実際〈DVD版〉	伊藤絵美	DVD4枚組 6時間40分 18,000円
認知療法実践ガイド・ 基礎から応用まで ジュディス・ベックの認知療法テキスト	ジュディス・S・ベック 著 伊藤、神村、藤澤 訳	A5判 450p 3,900円
認知行動療法の科学と実践 EBM時代の新しい精神療法	Clark & Fairburn 編 伊豫雅臣 監訳	A5判 296p 3,300円

発行：星和書店　http://www.seiwa-pb.co.jp　価格は本体（税別）です

認知療法ハンドブック 上 応用編	大野裕、小谷津孝明 編	A5判 272p 3,680円
認知療法ハンドブック 下 実践編	大野裕、小谷津孝明 編	A5判 320p 3,800円
心のつぶやきがあなたを変える 認知療法自習マニュアル	井上和臣 著	四六判 248p 1,900円
CD-ROMで学ぶ認知療法 Windows95・98&Macintosh対応	井上和臣 構成・監修	3,700円
「うつ」を生かす うつ病の認知療法	大野裕 著	B6判 280p 2,330円

発行：星和書店　http://www.seiwa-pb.co.jp　価格は本体（税別）です